医编心悟

——中医出书六讲

周艳杰 著

U0222987

全国百佳图书出版单位
中国中医药出版社
·北京·

图书在版编目（CIP）数据

医编心悟：中医出书六讲 / 周艳杰著 . —北京：中国中医药
出版社，2023.2
ISBN 978 – 7 – 5132 – 7943 – 7

Ⅰ . ①医… Ⅱ . ①周… Ⅲ . ①中国医药学—应用文—写作
②中国医药学—图书—编辑工作 Ⅳ . ① H152.3 ② G237.9

中国版本图书馆 CIP 数据核字（2022）第 226529 号

中国中医药出版社出版

北京经济技术开发区科创十三街 31 号院二区 8 号楼
邮政编码　100176
传真　010–64405721
保定市西城胶印有限公司印刷
各地新华书店经销

开本 880×1230　1/32　印张 6.25　字数 124 千字
2023 年 2 月第 1 版　2023 年 2 月第 1 次印刷
书号　ISBN 978 – 7 – 5132 – 7943 – 7

定价　32.00 元
网址　www.cptcm.com

服 务 热 线　010–64405510
购 书 热 线　010–89535836
维 权 打 假　010–64405753

微信服务号　zgzyycbs
微商城网址　https://kdt.im/LIdUGr
官 方 微 博　http://e.weibo.com/cptcm
天猫旗舰店网址　https://zgzyycbs.tmall.com

如有印装质量问题请与本社出版部联系（010–64405510）

自序

太阳底下，没有新鲜事。不管是商代中后期开始使用的策简，还是纸张的发明，雕版、活字印刷术用于书籍刻印，抑或官刻、私刻，乃至坊刻的繁荣，书籍作为历代知识、文化的载体，无论形态如何变化，最受关注的始终是内容本身。也就是说，编辑出版业从诞生开始，就是一个受制于各种条件的行业。但是，我们并不能因此就低估这个行业自身的价值，轻视编辑、出版、发行等一众人员的智慧和努力。

知己知彼，百战不殆，只有对这个行业的工作特点、运行模式有个大致了解，才能更好地和他们进行有效的交流、顺畅的沟通，而作者的各种目标，诸如著书立说、扬名立万，抑或弘扬文化、传承学术等，才能更好地实现。

大概是在我做编辑的第五年，每天要花不少时间，为作者介绍编辑出版常识，而且不管有多忙，都要态度可亲，不厌其烦。于是萌生了一个念头，要是能有一本书，告诉那些有出书需求的作者，在从选题到出版的整个过程中需要注意哪些细节，同时，让他们了解编辑工作的辛苦，该有多好。一方面，可以解决作者的现实问题，另一方面，还能为编辑分忧解劳，岂不两全其美。

此后，偶读出版大家范用的《书痴范用》一书。该书以先生与不同作者、不同书籍的渊源过往为主题，讲述每本书背后的故事。透过字里行间，我为与这位可敬可爱的业界前辈"相识"而欣喜，为先生编辑工作的喜怒哀乐而共情。特别是先生的一句话，令人感同身受——"不是我选择了出版行，是出版行收留了我。我为了能读书而加入这一行。"于是，暗自下定决心，希望能通过一本小书，给未来作者讲点大实话。时光荏苒，一晃多年过去了，虽有万语千言，无奈整日牵绊于字里行间，其中甘苦与要义，亦无暇整理。

后来，因缘际会，离开出版社，纵有不舍，值得欣慰的是，从本质上讲，新岗位与图书编辑做的仍是同一件事，那就是中医药学术传承与文化传播。偶尔，仍有老作者或业内同道，在交流时会聊到著述之事。

庚子春节前后，新冠肺炎肆虐华夏，并逐渐席卷地球村。闭关自保之余，利用这段相对规整的时间，将部分图书常识，特别是个人关于中医药图书选题、著述、出版、宣传的点滴感悟诉诸笔端，凝成文字。借用《兰亭集序》的美言："情随事迁，感慨系之……修短随化，终期于尽。"这本小书，是一个编辑讲给作者的心里话、大实话，也道出了我做中医图书编辑九年多的诸多感悟。

当代著名中医学家岳美中先生告诫后学，要积资料，晚下笔。言外之意，只有逐年累月、用心动手，积累足够的阅历和资料，才能写出确有真知灼见的著作。时殊事异，如今本人谈书论道，虽仍有班门弄斧之嫌，但自觉马齿渐长，较之先前有所进益，且卸去编辑头衔，并无广告营销或延揽作者之责，更能秉持公允，立意中正，自然文笔轻快。

"六"是国人很喜爱的一个数字。《管子·五行》谓"人道以六制"，且人处六合，有六亲，习六艺，尤喜六六大顺。寻常耳目所及的书名中，《浮生六记》写尽落魄文人沈复的毕生甘苦，《孤独六讲》道出蒋勋先生的孤独岁月，因此，范水模山，拟名曰"中医出书六讲"。

书稿初成之际，蒙恩师连建伟先生斧正，赐名"医编心悟"，并亲笔题字。感恩之余，回顾先生多年来对自己为学做人的指引与示范，更觉学无止境，达者为师。又得王爽编辑的鼓励与指点，为书稿润饰增色，在此一并致以衷心感谢！

窃以为，如能用有限的文字将中医出版一事大致说明，对想出书的中医人有所裨益，使西医同道有所借鉴，甚而对初入编辑之门的同仁有所启发，则于心甚慰。

周艳杰

2022 年 7 月

目 录

第一讲

著书立说为哪般

——人为什么要写书

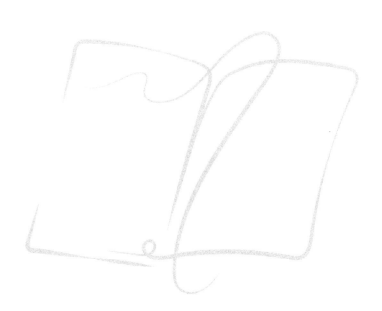

自古以来，读书人的家国情怀一脉相承，都没有脱离修身、齐家、治国、平天下的范畴。探讨出书的目的，有必要梳理三个问题：人为什么要读书？为什么要出书？中医人出书的意义何在？这三个问题看似简单，要认真回答起来却并不容易。

读书本意在元元

关于读书的目的，古人以立德、立功、立言为"三不朽"。《左传·襄公二十四年》谓："太上有立德，其次有立功，其次有立言，虽久不废，此之谓三不朽。"立德，即树立高尚的道德；立功，是为国为民建立功绩；立言，乃提出具有真知灼见的言论。古往今来，我国历史上，能够做到"三不朽"人的其实并不多。

既然"三不朽"的目标有点高，一般人难以实现，那么退而求其次，更多的人以"学而优则仕"作为自己的人生理想。借助一定的职位，来实现自己治国安邦的抱负，也是多数读书人向往的归宿。

然而，现实比理想骨感。不少读书人孜孜不倦，穷其一生，未必能实现做官的志向，或仕途坎坷，诸多不顺。于是，一部分人转而学医，济世救人。一方面，学医并没有偏离齐家治国的埋想。"上以疗君亲之疾，下以救贫贱之厄"（《伤寒论序》），就是医圣张仲景对"达则兼济天下，穷则独善其身"的现实解读与切身实践。另一方面，"秀才学医，笼中捉鸡"，有了一定的文化功底，掌握医理相对容易许多，可谓手到擒来，水到渠成。

随着范仲淹提出"不为良相，便为良医"，这一观念深入人心，许多胸怀大志的儒者，把从医作为仅次于入仕的人生选择。如元代戴良就说："医以活人为务，与吾儒道最切近。"

的确，就社会功能而言，医药以治病救人为己任，治的是患者的病痛；儒家讲究经世致用，治的是国家、社会的祸患。按实际效果而论，学医治病也好，读书做官也罢，都是为了济世活人，二者在立功、立德方面可收异曲同工之效，实乃殊途同归。

因此，从大的方面讲，正是因为有了立德、立功、立言的远大理想，有了济世、安邦、活人的现实需求，人才会读书。宋代陆游在他的诗作《读书》中写道："归志宁无五亩园，读书本意在元元。"元元，就是黎民百姓。可见，诗人的志向早已脱离开书本和个人有限的生活空间，指向广大民众，体现了他博大的家国情怀。

单就某个个体而言，读书往往有更为明确的指向。孔子删《诗》《书》，定《礼》《乐》，晚年"读《易》，韦编三绝"，都是在前代简策（图书的早期形式）基础上开展工作。张仲景著《伤寒杂病论》，需要"勤求古训，博采众方，撰用《素问》《九卷》《八十一难》《阴阳大论》《胎胪药录》"。《苏沈良方》乃在沈括所集《得效方》基础上，附以苏轼医学杂说而成。诸如此类承先启后，发扬先人智慧，糅以当世新说，或综合同代成就，为后学奠基者，不胜枚举。并且，即便是金榜题名这一共同理想，也足以让天下读书人如过江之鲫，前赴后继了。

当代社会，读书的用处更是不言而喻。如升学、就业，或解决工作或生活中的某一个具体问题，尽管时间或长或短，读书都是不可或缺的法门。总的来说，书是人类精神生活的载体之一，是个人物质生活的工具之一。读书就像吃饭、睡觉一样，可以变换出各种花样，如纸书、电子书、有声书等等，无疑已经成为我们生活中难以分割的一部分。

河出图，洛出书

既然读书已经成为人类生活的一部分，为满足人类的精神需要、文化的传播，出书这种文化活动也就呼之欲出了。

《周易·系辞上》说："河出图，洛出书，圣人则之。"尽管后世关于河图、洛书起源认识不一，但对于"河图""洛书"中包涵象形、数字、阴阳、结构对称等理念的认识却比较一致，其影响广泛存在于哲学、医学、政治学、军事学、伦理学、美学、文学诸领域，至深至远。于是，图形、文字等记载和传播人类认识、思想的形式，被称为"图书"。

有了名称，真正做到名实相副，还需要历代先贤不懈的努力。接下来，我们要依次梳理一下汉字、纸张、印刷术等的演变过程。没有这些关键的要素，"图书"仅仅是一个概念，离真正意义上的图书还差得很远很远。知识也只能停留在口口相传的阶段，根本不可能"流芳千古"。

汉字是世界上最古老的文字之一。我国古代文献，如《说文解字》《荀子》中，均有仓颉造字的记载。值得注意的是，从我国早期文字存在许多异体字的情况来看，有人认为文字是在长期使用、演变过程中，由众人共同发明的，似乎更为客观、合理。仓颉的功劳，在于对各种形体不一的文字进行整理、统一。此后，汉字的字体不断演变，大约分为三个阶段：一是从商周甲骨文、金文变为小篆，二是从小篆变为隶书，三是从隶书变为楷书。当然，这也为后世古籍校注留下了难点，甚至是埋下了"隐患"。

汉字流传、演变所依托的载体，历经甲骨、青铜器、石头到简牍、布帛、纸张的变迁。在此过程中，纸张的出现，居功甚伟。从科技发展史推测，其时间不会晚于西汉时期。后世考古发掘出的灞桥纸、金关纸等，就是最好的证明。东汉蔡伦对造纸技术的改进，推动了纸张的普及和应用。到元兴二年（403年），东晋桓玄称帝时，下令以纸代简，这说明纸的产量已足以承载书籍传播的需要。

有了汉字、纸张，接下来印刷术就要闪亮登场了。关于雕版印刷术出现的时间，学术界颇多争议。迄今存世最早的印刷品，是 1974 年在西安市西郊西安柴油机械厂出土的唐墓梵文陀罗尼经单页。考古工作者认为，该经页是初唐印刷品。当时，碑拓和印章刻制已经推广，加上纸张的广泛使用，雕版印刷不是水到渠成吗？此后，随着文化传播需求的扩大，毕昇在宋仁宗庆历年间（1041 ～ 1048 年）发明了泥活字印刷。一百多年后，木活字印刷在西夏成功使用，以西夏桓宗时期（1194 ～ 1205 年）的出土实物为证。至于铜活字印刷，以明弘治、嘉靖年间（1488 ～ 1566 年）无锡华氏和安氏家族最为有名。清代雍正年间刊刻的《古今图书集成》，采用的就是铜活字排印技术。

回顾这些历史片段，是想说明我国的文字演变和古代印刷史，就是一部科技进步、文化更迭和知识传播的时代变迁史。与之相并行的，是古代刻书业不断满足读书人的学习需要，不断自我更新，并从中获取相应收益的变革奋斗史。当然，那还不是现代意义上的图书出版业。

以史为鉴，可以知兴替。粗览古代官刻、私刻、坊刻各类图书的内容，可以了解古代出书的几种目的。

一是传承经典、史籍，实现教化功能。五代后唐长兴三年（932 年），宰相冯道主持刻印的《九经》，是我国最早的官刻本经书。宋、明两代，国子监刻书盛行，遍及经史子集，数量也比较大。太医院的广惠局曾刻印医书，用于官方培养医药人才。清代武英殿在康熙、雍正、乾隆年间不仅刻书，而且分工明确，精确到写样、刊刻、扸配、装订、托裱等。与国家机构并行的是历代地方官府也刻书。由于财力雄厚，官刻本大多品相考究、字大行疏、纸墨精良。这是后世古籍整理选择底本所要考量的要素之一。

二是探究学问，推广文化与传播知识。在官刻本不足以满足需求的情形下，以服务士人、学者为主体的私刻应运而生。需要注意的是，私刻并不以盈利为目的，多精校审刻，注重质量，书籍中可见刻印者的堂号、书斋名等。明清时期，私刻本的品种、数量已明显超过官刻，特别是官刻不太重视的子部、集部图书，大多经学者校勘、整理或注释后，由私家刊刻，传承至今。在此过程中，学者、藏书家多兼职从事书籍出版，其文化传播意识和学术担当，可谓当代读书人的楷模。

三是营生所迫，或利益驱动。古代书坊，相当于现代的书商，刻书以市场需求为导向，不管是佛经、历书，还是名家名著、医书、通俗读物，只要市场需求广泛的书籍，往往能迅速刊刻、印行，常被称为"通行本"。技术方面，南宋时期的三大坊刻中心——两浙坊刻（主要在杭州和金华）、福建坊刻（主要在建阳）和蜀中坊刻（主要在成都和眉山），元代的平阳（今山西临汾）、建阳，采用刻印新技术的积极性，远比官方为高。从内容上看，元代书坊刻印医书开始增多，如建阳余氏勤有堂的《太平惠民和剂局方》《新编妇人大全良方》《普济本事方》等，对于中医药学术传播做出了积极贡献。有利必有弊，明清坊刻业更为兴盛，在繁荣经济、传播文化的同时，因为谋利而粗制滥造、翻版印刷之事，屡见不鲜。

在此过程中，一个职业随着书籍刊刻活动产生了，那就是编辑。有人认为，孔子删定《诗》《书》的活动，可视为编辑工作的雏形。目前，大多数人比较赞同的说法是，最初的编辑工作主要是甄选和校勘。例如，五代后唐冯道刻印《九经》，令田敏校勘。当时任国子祭酒的田敏，手下有一批学者具体从事校勘工作，而田敏在此过程中的职能，相当于现在大型丛书的总编辑。元代岳飞的九世孙岳浚，在刻印《九经》时，编有《相台书塾刊正九经三传沿革例》，是最早的编辑校勘出版工作条例，其中"书本""字画""注文""音释""句读""脱简""考异"七个条目，对当今的古籍编辑工作仍有重要参考价值。明代毛晋延请诸多文人学士编校图书。清代顾广圻更是一生为他人校书，被誉为"清代校勘第一人"，由他校定的书，"举世珍若拱璧"。

由此看来，图书出版既是人类在衣食无忧后的精神需求，也是社会治理、文化发展、文明进步的有效方式，还是谋求生存、发家致富的有力手段。出书作为一项较为复杂的文化活动，往往不是个人所能独自完成的，需要多人合作，共同参与。与出书相关的各个环节，如出书的初始意图、内容的取舍、编辑与作者的职责界定、印制环节的诸多把控等，都关系到这项活动的进展顺利与否，效果满意与否，实在不容小觑。

留神医药，精究方术

了解了出书对于人类文化、学术与社会发展的意义，让我们反观自己所处的这个行业，中医人出书的意义何在？这个问题，似乎有点多余，但凡事就怕认真，如果仔细推究起来，又有几人能把中医出书的目的概说全面呢？

从事图书编辑以来，在与名医大家、学界新锐等各类作者交流过程中，常有人在寒暄之后，煞有介事地说：我想出本书，但不知道从哪方面入手。其实，这样的困惑并不少见。毕竟，术业有专攻。从事中医药教学、临床、研究的各类人员，纵然在各自的学科领域颇有成就，抑或已跻身名家、大师之列，但对于出书这件事不甚了了，也在情理之中。

一方面，专业人员可能手头有不少资料或研究成果，却不知道选一个什么样的切入点著书立说，以彰显自身的学养或主张。另一方面，由于时间、精力有限，想写的东西不少，可提起笔来又举棋不定，不知聚焦哪一类读者，或怎样与市场需求相结合。这时候，不妨默默地问自己一个问题：

我为什么要出书？我的书要给谁看？

或许，发自内心深处的那个答案，就是解开疑惑之门的钥匙，能帮你确立一个相对明确的目标，并作为出一本书的开始。

在我有限的编辑生涯中，发现中医人出书的目的不外如下几种：

一是学有心得。这里的学，并非单纯的诵读、记忆，而是指继承先人智慧并付诸实践的行为。中医人研读先人著作，认为可启发今人，惠及后世，且不忍私密，传而广之，以《黄帝内经》《针灸甲乙经》为典范。个人日积月累的诊疗经验、临床感悟等，记录在案，以《伤寒杂病论》为嚆矢，《脾胃论》《傅青主女科》继之。转述前世医家的观点，糅以个人意见并有所发挥，如李时珍"渔猎群书，搜罗百氏，凡子史经传，声韵农圃，医卜星相，乐府诸家，稍有得处，辄著有数言"，出《本草纲目》；朱丹溪"述《金匮》之治法，以证《局方》之未备，间以己意附之于后"，著《格致余论》。以上种种，确能开先河，有创见，为当代后世所尊崇。

所谓医者仁心，"仁者，爱人"。这类医书的作者往往兼具文采、医术与仁心，因而能准确、公正地记录医理药性，阐释治法方剂，将济世活人之志融于字里行间，堪为医界楷模。

二是履职尽责。不管是官方组织编著、修订的医书，还是为整理、传播老师学术思想的医著，都属受人之托而作，用现在的话讲，叫"委托作品"，或"职务作品"。前者如《唐本草》。唐显庆二年，苏敬等卜疏朝廷，要求编修新的本草。唐高宗准允此事，指派李勣、许敬宗等22人集体修撰，历时两年而成。后者如《临证指南医案》。是书虽署叶桂之名，但叶天士一生忙于诊务，无暇著述，实由其弟子华岫云分门别类，辑而成轶。从承接任务的角度来看，受托者大多并非凡俗之辈。他们或身居要职，或学养不凡，因而深得信赖，其作品自然不可等闲视之。

三是形势所迫。时空流转，古今对出书的需求截然不同。古代中医出书，以前述两种情形为主。而迫于形势出书，恐怕是当代中医才要面临的尴尬。

首先是各种评比表彰。在需要看"实力"的各种比拼中，除了国家级、省部级课题，影响因子可观的SCI或核心期刊论文，如果没有像样的大部头著作或者丛书，表格中就会有一个类别空缺，总显得美中不足，有碍观瞻。

其次是项目总结、工作室验收。这一点更是显而易见，是否有相关著作经常被列为考核指标。在某些有话语权的管理人员看来，只有拿出项目负责人署名的著作，专题研究才够分量，研究结果才够可信。

另外，还有职称评定、等级考核。不少医药卫生领域的教学、临床、研究类高级职称，需要以申报人主创的图书封面来背书。甚至，假如著作尚未出版，国家级出版单位提供的书号、选题证明也可作为依据。试想，如果张仲景、陶弘景活在今世，是否还能静心著述？或为了职称评定，草草交稿？抑或效法李时珍，晚年为筹集出版经费、恭请名家做序而辗转奔波？

四是生计使然。古代坊刻出书屡见不鲜。医书作为士人谋生或茶余饭后的兴趣所在，是书坊的主营类别之一。现代中医为生计所迫者寥寥，但为改善生活条件，以出书赚取稿费者间或有之。特别是个别受众广阔、销量喜人的图书，偶尔也能为作者带来一笔可观的收益。甚至有一些图书公司、职业写手，瞄准国人在丰衣足食后的健康需求，特别看好中医药防病保健的优势、简便廉验的特色，大有弘扬中医药舍我其谁的气概。于是，中医养生保健图书也就成了有缘人安身立命之所在。

另外，所有中医药专业的毕业生，在正式就业前后还必须经历一种或几种考试。获得执业医师、助理执业医师资格要考试，硕博士研究生入学要考试，晋升中级职称也要考试。这些考试对于考生来讲是刚需，对于写书的人来说则是机遇，甚至是生计。

五是以此为乐。"知之者不如好之者，好之者不如乐之者。"在中医药同道中，还真有那么一类人，相信并且热爱本专业，尤其以出书为乐。这不仅有助于传播医道、弘扬中医药文化，而且推己及人，广济众生，可谓做学问的高境界。现实中，有一部分功成名就、退休在家的老专家，或热衷于中医药文化、知识普及的专业人士，在卸去各种考核、职责的压力之后，往往能在自己擅长或感兴趣的领域，迸发出超乎常规的创作热情。他们或郑重，或轻松，把自己几十年积累的心得、笔记、手稿、照片等，按一定的体例编排整理出来，结集出版，既可悦己，又能化人，一举两得，不亦乐乎！

归结起来，书是人类最忠实的精神伙伴，中医书是中医药传承、创新、发展的载体。出好书，是古往今来中医人或远或近的理想，更是中医药源远流长、绵延不绝的不二法门。

放开眼孔观书

第二讲

2

——中医人写书从哪里入手

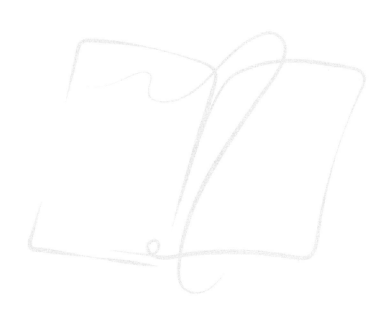

现实生活中，形容某个人有学问，经常用学富五车、（家里藏书）汗牛充栋，说的是书读得多才能长见识，有才干。清代王永彬的《围炉夜话》中有一句话，"看书须放开眼孔"，讲读书要有高远的眼界、宽广的涉猎，才能广泛汲取知识。试问，一个人写书，也是涉及面越宽越好吗？在有限的时间里，哪些是中医人最值得聚焦的领域？中医人经常关注的素材或选题有哪些呢？

书以类聚

盘点古今中医书籍，大致可分为四大类：

一、教材教辅类

1. 教材

古人学医所用书籍，包括四部经典、临证各科等，有个大致范畴，但并无固定程式。如唐代，医师科下还分专业，包括疮肿、耳目口齿、少小等，各科分别有专科教材。针科主要培养针师，除各科都要学习的《神农本草经》

《针灸甲乙经》外，其教材还包括《黄帝针经》《明堂》《赤乌神针》等。宋代熙宁兴学以来，太医局从太常寺独立出来，各科都必须学习的专业基础课是《黄帝内经·素问》《难经》《巢氏病源》《补助本草》等，方脉科还必须学习《脉经》《伤寒论》。明代各科医生以《素问》《难经》《神农本草经》《脉诀》为必修课程。清代，医学生主要学习《内经》《伤寒论》《金匮要略》《本草纲目》等。至乾隆九年，由乾隆钦定的《医宗金鉴》书成，从此被用作太医院教科书，并逐渐推广到民间。

新中国成立以来，高等教育多借鉴苏联模式，特别是高等中医药院校的成立，拉开了中医药教育规模化发展的大幕，也推动了中医药教材、教辅类图书的出版繁荣。进入 21 世纪以来，诸多教材品种更是如雨后春笋，更新迭代频繁。根据教材的组织和主导机构不同，教材包括规划教材、协编教材、自编教材等。

（1）规划教材：是由国家中医药行政主管部门主导，组织全国中医药各学科权威专家统一编写的，供全国范围内本科、中高职院校师生使用的教学用书。

国家中医药管理局成立（1986 年 12 月）以前，中医药教育由卫生部中医司主管。自 1956 年北京、上海、成都、广州 4 所中医药院校成立以来，先后出版了 4 个版本的中医药统编教材，即中医药行业规划教材的前身，分别由人民卫生出版社、上海科学技术出版社、上海人民出版社、上海科学技术出版社依次出版。

20 世纪 80 年代，第五版中医药规划教材由上海科学技术出版社出版。这是一套对 70 后乃至 80 后中医人影响深远的教材，在业内被称作"绿皮书"，深深植根于这一代中医人的集体记忆。每个学科的主编，现在听来都是如雷贯耳。就连当时的学术秘书，也已成长为国医大师、医界巨咖。如这一版《伤寒论讲义》的主编是李培生先生，刘渡舟先生任副主编，第三届国医大师梅国强教授在统稿期间曾协助李培生先生定稿，而首届全国名中医聂惠民教授则是刘渡舟先生的助手。再如第五版《中医内科学》，主编是张伯臾老，董建华、周仲瑛（当时封面写作"周仲英"，内封却写作"周仲瑛"，现在看来至少是一个质检错误）两位先生屈居副主编，国医大师李振华当时是作为编委参编的。

此后，第六版中医药规划教材仍由上海科学技术出版社出版，但在业界反响平平，很快就被新世纪规划教材所代替。

中国中医药出版社自 1989 年成立以来，作为国家中医药管理局直属的国家级中医药出版机构，一直以行业发展、学术传播为己任。在全国中医药行业规划教材建设方面，从第七版规划教材（又名新世纪第一版）开始，承担组织编写的艰巨使命。"十四五"之初，全国中医药行业规划教材已经更新为第十一版。

人事有代谢，往来成古今。各高等中医药院校的专家大都以能够在行业规划教材的主编、副主编遴选中胜出为荣，以承担行业规划教材的编写工作为耀，但同时也要面对来自业界、民间的巨大压力。无论多么精益求精，个别学术争议仍不可避免，处理好传承与创新的关系更是不易。

（2）协编教材（院校规划教材）：是为适应区域性教学需要，有关单位自主协商、协作，组织相关专家编写的，供区域内院校本科、中高职院校师生使用的教学用书。

比较有代表性的是1989年三北（东北、华北、西北）地区十二所中医药院校组织的协编教材。如《中药学》，由高学敏教授任主编，从临床实际和地区用药特点出发，收载了三北地区常用中药。宋乃光教授主编的《温病学》，在保持学科基本概念、基本理论与统编教材一致的前提下，增加了新中国国成立以来温病学新理论、新成果，特别是各种急性传染病内容，并于每一种温病的辨证论治后，设"西医相关基本诊治参考"与"医案选"栏目，增强了教材的实用性。

（3）自编教材（创新教材）：是院校教学团队或教师个人根据教学计划和教学需要编写的，供本单位或个别专业师生使用的教学用书。

大多数新开办专业、新兴学科、院校特色课程和教师自主开设的选修课程，在没有合适的规划教材、协编教材情况下，常需自编教材。自编教材如能正规出版、发行，进入市场流通环节，有利于向区域和全国推广，并有可能逐渐得到业界的认可，被列入协编甚至规划教材，如此也会推动学科的发展。

相对而言，规划教材、协编教材需要照顾全国或地区共性，以行业公认、相对稳定和争议较少的内容为主，而自编教材更容易发挥主编和院校的特色，编写人员有更大的主动权和发挥空间。

2. 教辅

教辅，顾名思义，是对教学活动起辅助作用的书籍，也叫教学辅导用书，包括同步辅导、实验指导、教学参考书、习题集等。

（1）同步辅导：是与教材内容配套的教学辅助材料，以强化授课内容、巩固重点知识、加强基础训练为主。内容可涵盖理论提要、实验操作、练习题等。

（2）实验指导：又叫实验讲义，是为配合教材内容而设计的实验课程用书。作为实验教师授课的教材，实验指导同时是学生实验的依据。实验指导一般包括实验原理、实验材料、仪器设备、实验步骤、注意事项、问题讨论、实验记录等内容。在中医药院校教辅类书籍中，医用物理、生物化学、病理生理学等基础类课程用书，称作实验指导。对技术操作类学科，如诊断学、刺法灸法学等临床实践类课程，一般叫实践指导。

（3）教学参考书：广义来说，凡是可供教学、学习活动参考使用的书籍，都可称作教学参考书。如词典、百科全书、各类学术图书等，都属教学参考书范畴。狭义的教学参考书，是为满足某学科教学需求而编写的，多在该学科教材内容基础上，提供更为详尽、丰富的知识和案例，主要供教师备课和专题研究使用。中医药行业最知名的参考书，应该是人民卫生出版社出版的《高等中医药院校教学参考丛书》（共 19 种），还有《中医药学高级丛书》（共 21 种）。后者的标志性封面是明黄色，也被称作"黄皮书"。

（4）习题集：由与教材内容配套的各种类型习题集合而成。当下，考试题型多样化、考试方式客观化的趋势越发明显，因此，不同中医药学科的习题集以及在线题库层出不穷。需要说明的是，如何紧扣教学大纲要求，结合各类考试的考点，设计出高质量的习题，进而检测教学效果，模拟考试实战，是编写人员需要关注的重点。

（5）口袋书：顾名思义，这是体积较小、方便放在口袋里的一类书。严格来讲，口袋书并非独立的教辅类别，因为很多书都可以做成口袋书的形式。之所以单列，是因为中医药领域里有一套口袋书广为人知，那就是中国中医药出版社的《易学助考口袋丛书》。这套书针对中医药各学科教学内容多，学生在学习过程中抓不住重点、难于记忆等实际问题，与行业规划教材配套编写而成，帮学助考，广受欢迎。

（6）考前辅导：考、考、考，不仅是老师的法宝，也是各行业行政管理部门的杀手锏。从各门课程结束的小考到毕业大考，从硕博士研究生入学考试到执业医师资格考试，一个成熟的中医药从业人员可谓久经考场，百炼成钢。由于拥有庞大的需求和可观的市场，很多出版社都把考试书列为一个单独的门类。但斟酌再三，我还是把考试书列在教辅门下，称作考前辅导。因为万变不离其宗，中医职业生涯中的各种考试，其实都没能脱离本科教学计划的大范畴，无非是在此基础上增加一些变项而已。用一些优秀毕业生的"狂语"来讲：如果在校期间好好学习，现行的各种考试根本都不成其为问题。具体到考前辅导用书，根据考试的类型，自然可以演化出不同的品种。准备出书的人如果对此感兴趣，不妨关注相关考试政策和考试大纲，自备功课。

二、学术传承类

1. 古籍整理

中医药古籍浩如烟海，既是中华优秀文化的重要载体，也是中医药学术传承千年的知识宝库。饮水思源，中医药能有今日发展之天时、地利、人和，离不开历代先贤的智慧，更不能忽略中医古籍的作用。

而且，中医药也的确是一个讲究"翻家底"的行业。不管是授课，还是发论文、写专著，总要引经据典才更有底气。换句话讲，有些观点如果说是自己的认识，说服力总是差那么一丁点儿。可如果引自某位古代医家的某部著作，往往更容易引起听众、观者的共鸣，获得有力的认同。因此，我更倾向将古籍整理列于学术传承这一大的门类之下。

当前，不同出版社的机构设置中，从是否设有独立的古籍编辑部门，可以反映该出版单位对这一图书品种的重视程度。特别是在大力弘扬传统文化的新形势下，古籍类图书从历史深处款款走来，焕发新生之盛况足以告慰古人编蒲抄书、囊萤映雪之艰辛。

1982 年，国务院古籍整理出版规划小组制定了《古籍整理出版规划（1982—1990）》，卫生部分两批下达了200 余种中医古籍整理任务。国家一直通过国家古籍整理出版资助专项支持古籍的整理、出版工作。2003 ~ 2010年，国家财政曾多次立项支持开展中医药古籍抢救保护工作。2010 年，财政部、国家中医药管理局设立的"中医药古籍保护与利用能力建设项目"，本着"抢救、保护、发掘、利用"的理念，资助整理出版了 400 余种中医药古籍，在加强古籍保护与利用的同时，着力于培养古籍整理研究的后备人才。

纵然如此，中医古籍仍是一个常做常新的品种。从单人单册到专人合辑、个人丛书，再到多人书系，不同的组合，不同的校、注、释者，甚至不同形式（如大字版、精编本）等，都能演化出琳琅满目的古籍品种。我们需要做的，是立足于个人专业和兴趣所在，或用人之长，或一显身手，以某种需求或空白为突破口，为繁荣古籍品种、传承中医药学术贡献一己之力。

2. 经典阐发

国医大师邓铁涛先生认为，学习中医，四大经典是根，各家学说是本，临床实践是生命线，仁心仁术乃医之灵魂。多年以前，在启发和激励了诸多中医学子的《名老中医之路》中，各位名医大咖在回顾自己的成才经历时，不约而同地感概：一定要学好中医经典。

可能有人会问，经典不就是古籍吗？为何还单独开列？没错，经典是古籍，但这里说的经典阐发，源于古籍，又不同于原汁原味的古籍。

古籍在历代传抄过程中，由于民瘼兵燹，错简、脱漏等在所难免。而且，今古用语差异明显，不少当代人古文功底一般，一方面不容易准确领悟原著旨要，另一方面各注家观点莫衷一是，存在不少仁智之见，甚至颇多争议，令后世无所适从。这样一来，在保持原著风貌，或标明尊崇某版本的前提下，间以个人临证经验和心得感悟，对经典予以阐发，成为中医著书的热点之一。

众所周知，成无己有《注解伤寒论》《伤寒明理论》二书传世。前者是现存最早的《伤寒论》全注本，后者选《伤寒论》常用方20首，首次提出"七方""十剂"，开后世方论之先河。成氏的贡献在于，将古籍整理与经典阐发有机结合起来，上承经典，下启后学。此后明代陶华著《伤寒六书》，其中《伤寒明理续论》系陶氏参考成无己《伤寒明理论》而作，《伤寒琐言》乃陶氏学习研究伤寒的随笔，显然是对《伤寒明理论》的再发扬。凡此种种，不拘于古籍整理，而是对经典进行阐发，不同程度上推动了中医药学术传承与争鸣。

丹波元简的《素问识》汇王冰、马莳、吴崑、张介宾等注家之言，纳朱丹溪等人学术见解，对《素问》条文进行训诂、解词、校勘和注释，并对前贤疏义之失予以订正，如丹波元坚著《素问绍识》，现代名家胡天雄著《素问补识》。2011 年，胡天雄将上述三书合辑，成《素问三识》，可谓对中医经典《素问》的综合研究与阐发。

对很多中医人来讲，如果就《伤寒论》《素问》等经典评长论短，似乎有点遥不可及。那么，像《本草害利评按》，结合个人用药体会，对古籍《本草害利》进行发挥，则更具操作性，也更贴近临床应用。

这里，似乎又延伸出一个品种，就是古籍阐发。其实，所谓图书品种，无非是为概括、描述方便而人为归类的。明眼人当然不会拘泥于表面文字，或许读到此处，灵光乍现，已经有了行动的念头。

3. 经验总结

经验，是基于切身经历的体验。中医药学作为实践医学，有人干脆称之为"经验医学"，肯定是不乏经验可陈的。从神农尝百草到《伤寒杂病论》，乃至后世诸多医家所著，除个别文人抄录转述之作，但凡有生命力的作品，无一不是来自实践。"书到用时方恨少，绝知此事要躬行。"在身体力行之后，对经验的总结，既可印证前人所言，又能增益新的体会，显得越发重要。

经验总结的对象，可以是个人经验，也可以是某位前辈、师尊的经验，还可以是群体经验。总结的重点，既可以从理论阐发、临床思路、典型案例等出发，也可以聚焦专科专病、典型主症（主证）、经方验方等不同角度。总结的形式，包括医案、医话、读书笔记、心得体会、讲课实录等。需要注意的是，不仅成功的经验要分享，个别误诊误治的教训也要总结，而且更值得如实记录和加倍珍惜。

《杏林集叶》，是我做编辑不久责编的一本书。一晃已过去 10 年了，可至今印象深刻。这本书的素材来自网友推荐，是一位基层医生在某专业论坛上的帖子，因为内容简明、实用，干货多，广受好评。书的作者郭永来医生行医 40 多年，体验了"过五关斩六将"的得意，也有过"大意失荆州"的失落。透过字里行间，我判断这是一个不懂得修饰的原创作者，而不是靠鼠标游走于网络与剪切板之间的"做"书者，于是，果断为其申报了选题。一位社领导在三审意见中写道："此书很有特色，能吸引人。或许有人说，都是案例，用到别人身上不一定行。我要说，任何偶然性都蕴有必然性。最珍贵处在其真实性，此比一发表几十例、几百例的临床报道要真实得多。"后来，该书 3 个月重印、1 年销量过万的事实也证明，真实可信、易学好用的个人经验总结性书籍，是最受欢迎的品种之一。

章次公，当代中医学家，师从孟河名医丁甘仁、经方大家曹颖甫，曾问学于国学大师章太炎，其医案由门人集体整理，后来由首届国医大师朱良春老执笔，成书《章次公医案》。其实，章次公先生常年忙于诊务，每日侍诊者众多，其中有入门弟子，也有慕名而来者。10 多年前，我曾得到一位陈姓老医生提供的医案集，据称系章次公医案，乃跟师亲历而记。欣喜之余，特写信给时年 92 岁高龄的朱老，并致电章次公先生哲嗣章鸿慈医生咨询。朱老很快回信说：不记得章老有这样一位陈姓弟子，且先前出版的《章次公医案》，已基本涵盖章老的经验，不建议另

放开眼孔观书

中医人写书从哪里入手

第二讲

行出版。而章鸿慈医生表示，自己的专业是西医，对书稿不便发表意见。我又请教业内知名专家，认为医案过于简略，如无点评阐释，或不了解章次公先生辨证处方特点，恐对读者启发不大。当时，因涉及著作权，且难以辨别真伪，只好作罢。至今想来，仍略有遗憾。当时朱老年事已高，对于故人旧事，年久淡忘也是有可能的。如确系次公先生医案，因未能付梓而失传，则我亦不能免责。

至于以群体经验成书者，更是不胜枚举。业内较有影响的，如《名医名方录》（共四辑），《五方医话》（包括《长江医话》《黄河医话》《燕山医话》《北方医话》《南方医话》五册）等，汇集当时全国各地众多行业名人经验，一时洛阳纸贵，至今仍为不少同仁津津乐道。

4. 热点探讨

中医强调个性化诊疗。中医诊疗经验因不能简单重复，有时难以客观化，甚至没有相对稳定的标准，并且，对同一问题的百家争鸣（中医叫各家学说），也时常被反对中医的人拿来，作为攻击中医的论据。

"一枝独秀不是春，百花齐放春满园。"要知道，学术争鸣并非中医的专利。春秋战国时代，在思想和文化领域，儒、墨、道、法等诸子百家彼此诘难，相互争鸣，可谓群星璀璨。这是中国历史上第一次大规模思想解放运动，不仅奠定了中国思想文化的基础，而且有力推动了中国历史的发展。一千多年以后，欧洲的文艺复兴，人类思想文化领域再一次电闪雷鸣、群情振奋，催生出诸多文艺巨匠。再把目光拉回到东方神州，20世纪初的新文化运动，是离我们最近的一次百家争鸣。一批文人志士受新式教育影响，身先士卒，举起民主与科学两面大旗，进而带动了民国时期的名家辈出。可见，真正的学术与人文，从来不惧怕争鸣，不回避分歧。

20世纪初，面对疑难杂症亟待攻克、生活方式（如空调、冷饮盛行）变化、西医拥趸叫板等新形势，扶阳学派逐渐得到中医药界的关注。一时间，以扶阳为主题的论坛人声鼎沸，与扶阳有关的古籍、论著广受欢迎。以郑钦安的"火神三书"为代表，其单行本与合辑被各出版社老书新作。一批作者随行就市，或倡导扶阳理论，或分享自家经验，相关新书次第上市，层出不穷。李可、卢崇汉等扶阳名家无人不知。

可喜的是，在扶阳学术浪潮中，也有"逆行勇者"。如年轻学者李寅勤于学习，冷静思考，在总结临床感悟基础上，以发帖形式提出对"扶阳热"的不同见解。我有幸拜读帖文，及时跟进，鼓励他增加论据，严谨论证，结集出版。这就是《温法纵横》一书的诞生过程。

5. 研学随笔

古往今来，人各有志，中医做学问、出书的模式也是不一而足。

有的专家喜欢瞄准一个专题，写起书来从源至流，由经典到临床，系统思考，仔细论证。显然，这属于严谨型、学者型作者。与之不同的是，有一类活泼型、启发型作者。他们更倾向于不拘一格，往往日有所思，夜有所记，不管是典型验案、读书心得，还是至理佳句、现状感悟等，信手拈来，侃侃而谈，日积月累，倒也别具特色。

我读过的古代专业随笔中，印象比较深的是清代王学权的《重庆堂随笔》。此人乃温病学家王孟英之曾祖，毕生只此一部著作，虽部头不大，但涉及六气、虚劳、药性等，有对伤寒、温病的独到见解，也有药膳制作方法等，内容扼要新颖。学生时代，见专业医书竟有这般写法，不免新奇、敬佩。

后来，编辑《岳美中全集》过程中，在医话部分，再次感受到名家随笔的魅力。如《医有五等》《温课与自律》《鸟影不移》《肺腑而能语，医师面如土》等，均系先生平素读书、思考所得，虽用笔不多，但耐人寻味，就像一种瓜子的名字——小而香，回味悠长。

近些年来，论坛、博客、微信公众号等信息传播手段，为业界提供了新的交流、学习途径。其中的文章，往往短小精悍，读起来省时省力，赏心悦目。若能合理编排，精心设计，更符合当代人快餐式阅读习惯。于是，不少内容上乘的原创博文、微文等，华丽转身，成为出版界的新宠。并且，这些博主本身就有大批忠实粉丝，可以兼做图书宣传，省去不少营销成本。

贠克强主任医师的《原生态的中医"乱弹"》，取自作者的中医微博，其亮点也是该书的卖点，在于原生态、不拘泥，原汁原味地反映作者的所记所想、所诊所论。引用这本书的宣传语，他就像我们熟悉的邻居、同事，或者说和我们自己一样，有困惑，有思考，有进取，有收获。这样的书，朴实鲜活，真实感人。

三、工具书类

工具书，是专供读者查找知识信息的图书。我国工具书编纂历史悠久，从汉代的《说文解字》《别录》《七略》，到清代的《康熙字典》，古人在工具书编纂方面，积累了丰富的经验，也为中华文化的传播立下不朽功勋。真正意义上的工具书，包括字典、辞典、百科全书、类书、年鉴、手册、标准等。

1. 字典

在中国人的脑海中，《新华字典》是最亲切的国民记忆。对中医人来讲，《古汉语常用字字典》可谓必备。从中学到大学，这本字典帮我们认识了多少生字，弄懂了多少语句，恐难以计数。但从中医专业角度出发，到目前为止，尚没有一本专门的中医常用字字典。能搜到的《医用古汉语字典》（黄云台著），能否满足中医药领域的查检需求，因未见庐山真面目，不敢妄加议论，希知者指教。

2. 辞典

在工具书领域，辞典与词典的界限较为模糊。因工作关系，我曾对此进行过为期不短的专门研究，形成的大概结论是：词典，按《现代汉语词典》的解释，是"收集词汇加以解释，供人检查阅参考的工具书（现多指词语方面的）"。辞典，多指专科、百科方面的。从收录范围来看，"词"多指词语、词汇，"辞"则包括具备完整含义的单字、专业名词、术语等。

谢观的《中国医学大辞典》，在业内影响比较大，遗憾的是，虽名"辞典"，实际并未按工具书体例编排，因此，严格来讲，并非真正意义上的辞典。新中国成立以来，《中医大辞典》《中药大辞典》的问世，填补了中医药领域的辞典空白，也拥有空前的学术地位。

不可否认的是，随着中医药各学科的发展，辞典也需要与时俱进。于是，得益于中国中医药出版社前社长的深谋远虑，由该社组织编写的"实用中医辞典系列"从2010年正式启动以来，汇集国内中医药权威专家的智慧，依靠多位编辑的不懈努力，虽举步维艰，但毫不退缩，终于在2017年获得国家出版基金的资助，问世已指日可待。

国内著名辞书专家周明鉴先生说："辞典出版之日，就是修订启动之时。"盘点市面上可见的、为数不多的中医药辞典，可修改、增补、提升之处，数不胜数，愿有学问、有恒心的无畏者能知难而上，再立新功。

3. 百科全书

作为一类重要的知识密集型工具书，百科全书具有概述型、完备性、权威性的特点。与辞典不同是，百科全书的读者定位在非专业人士，特别是高中以上文化水平的普通读者。

中医药专业的百科全书，目前最具代表性的，非《中国大百科全书·中医卷》莫属。2017 年，《中华医学百科全书》召开首发式，其中的中医药学各分册，面向非中医药专业人员，提供中医药专业的基础知识、基本理论和基本概念，对于在全民范围内普及中医药知识、传播中医药理念，可发挥不容小觑的作用。

4. 类书

类书，分为综合类、专科类两种。前者集录各种资料于一书，如宋代的《太平御览》、清代的《古今图书集成》；后者专门收录某一学科内容，如宋代的史学类书《册府元龟》。

中医药专业的类书，也包括综合类和专门类两种。综合类，如孙思邈的《备急千金要方》，集唐代以前诊治经验之大成，是我国现存最早的医学类书，《千金翼方》为其续集。王焘的《外台秘要》，收集大量唐以前的医学文献，且详细注明出处，为后世提供了极为宝贵的学术资料和参考依据。专门类，涉及针灸、方剂、中药、医案、临床各科等不同领域。《针灸甲乙经》被认为是中国最早的类书，也是针灸类书的代表；方剂学科，是类书相对集中的学科，如宋代的《太平圣惠方》、明代的《普济方》；中药类书，如宋代的《经史证类本草》，李时珍的《本草纲目》；医案类书，以明代江瓘的《名医类案》为代表。

在信息手段日新月异、检索方式五花八门的今天，类书因为部头大、工作繁冗等原因，似乎已过时。可是，换一种思维方式，如能结合自身专业、学科特长，在某一细分门类上开展深入细致的工作，或许能有更加切实可行的著述机会。何况，电子书、数据库等形式，完全可以弥补类书体量过大、收纳携带不便的缺陷。

5. 年鉴

逐年出版，提供相应年度内动态资料的工具书，叫作年鉴。中医药领域的年鉴，由国家中医药管理局主办，名《中国中医药年鉴》，前身为《中医年鉴》。2002 年起《中国中医药年鉴》分为行政卷和学术卷。行政卷反映中医药工作各方面的现状、进展、成就，学术卷收集中医药各领域的学术成就与学科进展，二者均带有明显史料性质。

根据《著作权法》，中医药年鉴多为职务作品，会委托中医药行政、学术单位的专人负责编写。从工作和作者查询角度来看，这是相对可靠的资料来源，其数据、信息值得关注。

6. 手册

手册以简明的方式，提供某学科领域的既定知识和实用资料，以便于查检著称。同其他工具书一样，手册也分为综合性和专科性两种。与百科全书相比，手册更注重实用性，而百科全书强调知识的系统性、全面性。

中医药领域的作者，特别是教材编者，不少人都见过一本蓝皮手册——《中医药编辑手册》。这是所有中医药编辑的入门书，也可以方便读者了解中医药期刊、图书编辑的相关工作，更是作者案头写作的常用参考书。

对专业人员来讲，讲究效率、注重实用的各种手册，因携带方便、内容精炼，广受欢迎。来自教学、临床一线的中医药作者，把你的学习笔记、遣方用药经验整理出来，或许就是一本不错的手册。

7. 标准

标准，听起来是一个相当高大上的名字。所谓"一流的企业做标准"，但是你知道标准是怎么做出来的吗？通俗地说，标准是对可重复的概念、事物进行统一规定，由相关机构批准，经特定形式发布，作为共同遵守的准则和依据。标准可以按内容、有效范围等进行分类，如国际标准、国家标准、行业标准等。从操作层面来看，标准可以有规范、规程、指南等不同表现形式。

目前，中医界对标准的争议较大。一方面，有人认为，中医诊治过程强调个性化方案，标准会限制中医药的学科特色，因此不提倡制定标准。另一方则主张，要想得到西医甚至国际上的普遍认可，中医标准化的道路无法回避，必须要走。某种程度上，存在即合理，至少是部分合理。中医药标准的制定与编写，需要业内权威专家冷静、认真、客观地对待。

四、科普文化类

科学普及，简称科普，其实就是用通俗易懂的语言，让受众了解某些科学理念、方法、技术的活动。从本质上讲，科普有别于学校教育、继续教育，是一种社会教育。这就需要用大众喜闻乐见的方式，深入浅出地表达专业术语，传达专业知识。除了最常规的文字表达，图片、漫画、音视频、虚拟现实（VR）等传播形式也颇受欢迎。

文化，与政治、经济相对，包括人类全部精神活动及其产品。历史、风土人情、习俗、生活方式、观念、审美等，都属文化范畴。中医药伴随中华文明传承发展几千年，除了治疗疾病外，其对生命过程、大小环境、饮食起居的认识，已深入历代先民的骨血、灵魂。如今，面对接受现代教育的新人类，我们不得不变换身姿，谋求更多的了解与认同，这既有文化断层的因素，也与人类思想活动变迁有关。

严格来讲，科普与文化是彼此独立又密切相关的两个领域。因为中医药之于中华民族的特殊性，以及中医药在当今社会的存在特征，普及中医药知识和普及中华传统文化有不少共性，所以，将这两类书归并一处，倒也合理。

说到中医科普书，不可逾越的"丰碑"就是《求医不如求己》。匪夷所思的是，以现在的出版管理办法来看，该书或许根本不能出版。因为国家出版管理部门要求，中医科普书的作者必须是中医专业人士。值得庆幸的是，历史不容开倒车。从当时的情况来看，《求医不如求己》的出现，的确满足了新世纪以来人们对健康的心理需求，特别是这个带有强烈"宣言"意味的书名，很直白地传达了一种理念——做自己身体的主人。换句话说，我的健康我做主。一时间，"敲胆经""金鸡独立"成为时髦的保健方法。更为重要的是，这本书引领着中医药养生保健图书的市场，开启了中医药科普宣传的新篇章。

此后，各大出版社如八仙过海，尽展其能。以养生保健为主攻方向的图书工作室方兴未艾。可惜好景不长，"张悟本事件"如一场暴风骤雨，令花团锦簇的中医药科普图书产业迅速降温。

痛定思痛，作为中医人，在抱怨别人借势炒作、不够专业的同时，是否要冷静地反思一下：如果中医自身的科普工作到位，科普图书品种足够丰富，哪里会有那些伪专家的发挥空间？试问一下身边的权威人士，愿意花时间、用心思、接地气地传播中医药知识，让老百姓少些迷茫与困惑的，能有几人？

为了让老百姓了解中医，相信中医，科普工作只是一方面。要想让国人从思想层面信赖中医，从内心深处认同中医，还需要从文化角度传播中医理念。

2006年，蒙同门推荐，我在某哲学论坛读到一个长帖——《问中医几度秋凉》。其作者并非中医专业人士，只是记录母亲行医和女儿学医的经历，并表达了对中医的独特感悟。作者从天人关系、哲学思考等角度对中医的解读，令人如饮甘露。即使不懂中医的读者，也能明白作者的匠心，对中医萌生一种亲切感，并且为祖先的中医智慧而自豪。后来，策划编辑张钢钢老师慧眼识珠，将该帖编辑出版，《问中医几度秋凉》一书被誉为"思考中医、感悟人生难得的佳作"。

当名家大咖孜孜不倦于学术、研究类著作时，当诸多学者为中医境遇扼腕叹息时，千万不要忽略科普文化类图书的潜在能量，更不要对甘于静下心来做科普的同行不屑。或许，某些名流政要受益于中医，希冀借助一两部著作见识中医，或以书相赠，传播我中华医药之博大精深，一如习总书记以针灸铜人赠予世卫组织总干事，则是光耀中医门楣的千载良机。粗览近一两年新书，《这里是中国》展我华夏神州地理风韵，《这就是中国》扬我中华大国崛起风范，试问，中医界的《这就是中医》何在？

无为无不为

著书立说，只是中医药学术传承的方式之一。古往今来，中医界有不少理论观点、独活绝技，在岁月长河中湮没。像《黄帝外经》《胎胪药录》等，后世只闻其名，不得一见。还有很多医家声名卓著，疗效显著，见解独到，但并无著作传世，远的如扁鹊、淳于意，近者如蒲辅周先生。有人会说，《蒲辅周医案》不是广为人知吗？殊不知，蒲老一生勤于临证，著述并不多，现在流传的著作均系其弟子、亲人整理而成。

其实，历经岁月洗礼和实践检验，中医药的疗效和可信性毋庸置疑，因此，对于中医人出书这件事，个人认为，要无为无不为。"无为"，是说态度需冷静，不必刻意，为出书而出书。"无不为"，是要以传承中医药学术、服务百姓健康为己任，凡是有益于学术传承与交流，有助于中医知识普及与文化传播的内容，都能以书为载体。中医药同道如有出书的想法，可以下笔的地方很多，可以发挥的空间很大。

前面提到的中医图书类型，多是举例示意，难免挂一漏万。相信有心人能举一反三，找到适合自己，且有能力完成的选题。

选题，简单来说，就是选择并确定主题。在图书出版、报纸采编、节目录制等领域，选题都是内容策划的重要部分。严格意义上的图书选题，包括选定题目、明确目标受众、确定表达方式、搜集专业意见，以及物色作者等环节，接下来让我们抽丝剥茧，逐一解读。

删繁就简三秋树，领异标新二月花

确定选题，是一个信息搜集、整合加工与斟酌取舍的过程。关于这一点，郑板桥的题书斋联可谓一语中的，"删繁就简三秋树，领异标新二月花"。上联主张删繁就简，突出主题，以简练的笔墨、鲜明的主题表现丰富的内容；下联倡导标新立异，像早春二月的花朵，引领百花盛开，强调观点新颖。

简单来说，选题的过程可概括为"定性""定量"两个环节。

所谓定性，就是要明确一个问题，即"出一本什么样的书"。这里有两个关键点：一是摆正心态，仔细甄别，慎重选择，不要指望一本书包罗万象，面面俱到。《庄子·养生主》说："吾生也有涯，而知亦无涯，以有涯随无涯，殆矣。"这就告诫我们，用有限的人生追求无限的知识，是危险的。同理，希望用有限的篇幅达成很多目标，也是不切实际的。中医药图书选题的定性，要适可而止，有所为有所不为。二是扬己之长，聚焦问题，表达自己与众不同的思路、观点与方法。所有围绕出书开展的工作，必须以解决某一个或某一类问题为目标。通过提出具体问题，分析问题，最终表达个人或集体意见，解决或部分解决相关问题。凡是与主题无关，或关系不大的内容，要舍得放下。特别要注意的是，选题切忌毫无己见，拾人唾余。在著书立说方面，我们要向诗圣杜甫学习，即便做不到"语不惊人死不休"，也要言之有物，争取令人眼前一亮。

至于**定量，主要是解决书的体量问题**，也就是确定写成多大规模。从规格来看，选题分为单一图书选题、系列图书选题和成套图书选题。

单一图书选题相对简单，可以是单册成书，也可以是上下册。如果内容较丰富，最后以三册呈现也能接受。不过，能以单本书把作者意图交代清楚的，千万别啰嗦成两三册。现代人最宝贵的是什么？是时间。那些认为书厚重点、开本大点才显得体面的想法，很不成熟。要知道，王清任的《医林改错》只有几十页，字数不足 5 万，可作者质疑先贤，别有创新，理论与实用价值兼备，又有谁人敢轻视？言简意赅，不浪费他人的时间和精力，既是水平所在，也是一种学术美德。

系列图书选题往往是作者身份、内容风格、规模体例相近的几本书，通过主编统筹或编辑协调，在协商一致的前提下，以一种相对稳定的面貌组合成书。成套图书选题则是在策划、构思之初就确定好的，遵循同一种体例、格式，按统一要求编写创作的图书。

系列图书选题和成套图书选题，都由多册图书构成，在呈现形式上也比较接近，有时都冠以"丛书""系列"之名，往往被看作同一类选题，但二者在组织形式、灵活程度方面仍有差别。

一般来讲，系列图书选题更开放，更灵活。由于各种原因，主动或随时增删一两个品种，并不影响整体效果。人民卫生出版社的"中医名家名师讲稿丛书"是比较典型的系列图书。这套丛书汇集中医药各学科权威专家、教材主编的讲稿，如已故的业界泰斗任应秋、刘渡舟、王绵之等，在世的中医名家郝万山、连建伟、王庆其等，目前已出版4辑37种，既能体现中医学薪火传承的优良传统（其中连建伟教授系王绵之老的首届研究生），又能展示不同时期中医名家与时俱进的授课风采，是中医业界一个颇具影响力的系列选题。

说到成套图书选题，不妨"拿来主义"一下。有一点集邮知识的人都知道"套票"这个概念。套票是表达同一个主题，按套发行的邮票。如果不小心损坏或丢失了其中一张，整套邮票的收藏价值就会大打折扣。同理，成套图书在策划之初就明确了规模，确定了内容，因此往往在醒目位置标示整套书的构成，如各册名称、作者等，既便于读者了解套书全貌，也可分册之间销售互相带动。如《王琦医书十八种》，收集国医大师王琦教授50年临床、科研、教育成果，是其不同阶段学术探索的集中体现。而且，这套书的名称就点明套书共18种（而不是册）这一关键信息，缺一本就是遗憾。

有人会说，既然是多册，系列图书选题、成套图书选题就不能说是"删繁就简"了吧？其实不然，这个原则不会因为选题规模增大而改变。有时，出于作者、出版社不同方面的原因，大型选题会有临时增加册数的诉求。这种情况下，作为套系图书的总主编或负责人，一定要心中有数，认真权衡。凡与选题最初基调不符，主题似是而非，想混迹其中的，千万不可做老好人，任其滥竽充数、画蛇添足。类似的教训很多，恕不赘言。

或许，还有人问，对于没有明确种数和册数的成套图书选题，增加或减少一本，或许无伤大雅吧？答案同样是否定的。像规划教材，就是要按照不同专业的教学计划，为各门课程量身定制的成套选题。有些作者，为了提高自编教材的身价，想方设法往规划套系里靠，让自己主编的教材戴上"规划"的帽子，结果呢？如果某本教材的内容、学科与相关教学计划不匹配，往小处讲，会有损整套教材的声誉，往大里看，事关教书育人，甚至会改变整个行业对教材组织机构的看法，影响一个规划周期内的教材市场格局，岂能儿戏。

破解命题作文的密码

除了作者自主确定的图书选题，还有一种情况，是出版社向作者约稿。这种约稿，可以是基于编辑与专业人员较为松散的合作意向，也可能是来自出版社编辑的定向约稿。简单点说，前者多是熟人、朋友间由于彼此信任而等待机会合作，后者则是严格意义上的命题作文。

从专业角度来看，出版社或编辑为适应社会、读者的需要而主动策划的选题，往往更能把握图书需求，切中市场脉搏。如果哪位中医药同道能接到这样的光荣任务，那可是一件值得庆贺的事。起码，说明你在某一领域的水平已得到业界特别是出版方的认可，而且，你的写作能力也是基本被认可的。接下来你需要做的，就是与编辑保持沟通，深入思考，认真对待接到的写作任务。

命题作文的关键在于破题，领会命题者的意图。已故方剂学家、国医大师王绵之先生曾说：中医讲"医者，意也"，下边还有一句"唯思之精者得之"。所谓意，不是任意、随意，而是深思熟虑。只有经过深思熟虑的人才能有所得，才能有所创新，才能真正达到圆机活法。中医人临证是这样，写书更是如此。

接到出版社命题作文的任务后，高兴之余，我们需要冷静地思考两个问题：这套选题是否最佳方案，有无改进的空间？我能否胜任这个选题，圆满完成出版方赋予的重任？

身份不同，观点各异。出版社在确定选题前，相关人员无疑会做足功课，但换一个身份，换一种角度，重新审视一下要启动的或大或小的写作工程，还是有必要的。从专业角度、作者视角出发，可能提出优化选题的建议。

《用药杂谈》，是我通过网络了解到汪庆安老师积累的素材后，建议他以药为纲，介绍自己用药、试药心得的一本书。汪老师常年在临床工作，知道基层医生在面对某一疑难、棘手病种时，希望通过看书解决用药问题，因此，他主张以病为纲。经过沟通，我被他说服了，并且，由衷地钦佩他的见识和坚持。我提供给汪老师的，虽然是命题作文，但作者的意见更合理，更贴近读者的需求，而且是在选题之初就协商确定的，既有助于提升全书的品质，又避免了成稿后的大幅调整（如果作者最终接受编辑的意见），足可引以为鉴。

至于能否圆满完成书稿写作，则要作者客观评估自身的知识体系、写作能力、精力分配等多方面因素，结合出版方对图书的读者定位、主题限定、体例布局、字数等具体要求，进行综合判断。在此基础上，还需要足够的专业和资料储备、一定的写作技巧、充分的时间保障等。没有"金刚钻"，千万不要轻易去揽"瓷器活"。在很多编辑的经历中，都不乏爽约的书稿，完不成任务的作者。

书中自有新选题

有没有一类中医同道，文笔不错，有出书的想法，可不知道该从哪里入手呢？在我有限的编辑生涯中，就遇到过不止一位。编辑出差或参加会议，三五新朋旧友见面寒暄之后，偶尔会有人直接或委婉地表示：有什么我能参与的书，还请关照。此番情景，相信很多人并不陌生。

的确，除了作者主观构思、出版方邀请这两种选题方式，还有些选题就隐藏在实际工作、现有书籍之中，等待有缘人去发掘。要想发现新的出版方向，确定有价值的选题，多交流、肯学习、勤思考是必须的。特别值得注意的是，很多作者在行文中，会有意无意地提到自己研究的困惑、当前的难点、今后的方向等。沿着这些蛛丝马迹，深入了解相关背景，有时就能发现或"偶遇"新的选题。

宋代苏东坡的好友、诗人黄庭坚说：三日不读书，便觉语言无味，面目可憎。真的有那么可怕吗？至少，这句话点出了做学问的一个道理，那就是开卷有益。中医药作为一门实践学科，更是需要博采众长，从历代书籍中获取他人经验，学习同道感悟。中医人如想在学术传承、经验整理方面有所作为，想试着写点东西，他人著作也是很好的思想宝库。

多年前，在编辑《浙江中医药文化博览》过程中，我了解到浙江新昌县俞岳真老中医总结叶天士用方经验，著有《叶方发微》一书。当时受条件所限，未能公开出版，只刻印少量，内部发行。后托昔日同事打听，辗转联系到俞岳真老先生的哲嗣俞究经老医生。令人惊喜的是，俞老先生的嫡孙俞行亦是同道中人，而且是浙江中医药大学的校友。于是，几番沟通后，双方一致认为，应该全面总结俞氏三代人对叶天士学术观点、用药特长的发挥，终成同名新书。

像这样顺藤摸瓜，从老书中提取线索，拓展思路，进而收获新书的实例，还有很多。不少书籍的参考文献，信息量颇大，仔细研究，或许也能发现一些有启发的信息。比如若干年前出版的某本书，当代后世评价较高，由于作者故去、后继乏人、出版社忽略等原因，市面上已很少见到。这时，如果认为其确有再版的必要，也可以考虑在处理好著作权的前提下，做一点力所能及的工作。个人体会是，只要潜下心来，在细节处留意，于微言中求索，总能不断发现有价值的选题线索。

首届国医大师邓铁涛老曾在《邓铁涛医话集》中提倡整理包括发热性疾病、传染性疾病、感染性疾病的《发热病学》，其内容涵盖伤寒学、温病学及后世甘温除大热等理论及其应用。这是一个创新性选题，来自邓老晚年的深刻感悟，然而，由于涉及多个学科，很可能工程浩大，对中医药知识的积淀和文字凝练能力要求也高，愿有心人一试。

有的放矢莫含糊

有了好的创意，初步确定选题之后，下一步必须明确读者定位。换句话说，得知道这个选题是写给谁看的。不同的目标群体，乐于接受的内容、表述方法、呈现形式都是有差别的。甚至，考虑得更长远些，成书后的发行渠道、宣传方式等也会有所不同。

　　出版社的选题会上，经常会有作者目标宏大，心怀天下，希望自己的书既能获得临床、教学人员的青睐，又能得到研究人士的肯定，甚至还想给普通老百姓的生活引路。其实，比较成熟的编辑一般不会把类似问题带到选题会上。在确定申报选题前，就需要和作者达成一致，准备要出的这本书，到底是写给谁看的。

　　那种期望取悦多方，让不同身份的人都满意的书，结局往往是谁都不买账。试问，一本介绍中医经典临床应用的著作，没有相应的知识储备，普通老百姓会捧在手上吗？当然，一本适合老百姓的常用保健穴位图谱，也很少会有专业人员问津。

　　《礼记·大学》有言："大学之道……在止于至善。知止而后有定，定而后能静。"对于这句话，后世有两种解释。一种是说要立志达到至善的境地，另一种强调要适可而止。个人理解，两种观点结合起来更准确些。做学问、做事情，要先知所止，即明确目标，继而在追求目标过程中，根据主客观条件，适可而止。唐代韩愈在《进学解》中提到的"贪多务得，细大不捐"，是做学问的误区，更是写书的大忌。

　　中医人写书，当然以书成并有益于读者为目标。需要明确的是，这个读者一定是部分读者，而不是所有读者。每一个中医药选题，作者主观上必须先回答好一个问题：此书是为谁而写？而在客观上，对写作主题、内容的取舍，应该基于已经决定于目标读者的需求。没有舍，也就无所谓得。

关于这一点，我是有相关教训的。记得十年前，行业内外开始发掘中医药的文化价值时，以中医药名家为对象的影视、文化作品成为热点之一。电视连续剧《大明医圣李时珍》，制作精良，但不知何因，未能播出。相应的同名图书，因此被束之高阁，终未面世。与之形成鲜明对比的是《古代的中医》热销，罗大伦先生受邀登上百家讲坛。那段时间，我和出版社的同事各显其能，通过不同的渠道约请作者，以张仲景、华佗、叶天士、傅青主等名家为主人公，撰写系列小说。当时参与创作的，有大学教授、中医专业人士、文化爱好者等不同领域的作者。大家查阅资料、潜心研究、冥思苦想，可谓呕心沥血、字斟句酌，结果呢？有的书稿，在网络连载时人气颇高，点击量也算振奋人心。可新书上市后，市场销量平平。此番心情，岂止失落二字所能形容？

如今，偶尔提及此段过往，大家仍旧感慨良多。仔细想来，中医药领域，能写小说者原本就不多，能把小说写好的更是凤毛麟角。文学作家，乐于以古代中医为题材的，也是少之又少。这些名家，历史记载本就不多，且在国人特别是中医药同仁心目中，形象高大。把他们写进小说，完全如实撰写，形象不够丰满、生动；想象太丰富了，又会遭遇业内诘难，认为不够严谨，有违史实。更为重要的是，中医名家小说的读者到底在哪里？专业人员忙于工作，没精力也没兴趣，即使有时间看书，学点名家经验岂不更实惠。普通百姓，有一部分人想看小说，可没有离奇的经历、曲折的剧情，几人能坚持读到最后？其实，这类选题从一开始就有问题，至少，读者定位比较模糊。从选题本身来看，作为中医文化类图书，为市场增添品种尚可，至于销售业绩，原本就不该寄予厚望。

亦庄亦谐总关情

书籍作为内容的一种载体，终究离不开一定的呈现方式。信息时代，不同类型的书籍会采用不同的表达方式，收到的效果也截然不同。

具体来说，选题过程中的体裁设计，需要根据选题类型、读者对象、作者专业背景和文笔特色，确定一种相对固定的表达方式，并用样稿形式呈现出来。譬如，是采用理论阐释形式，还是案例介绍形式，抑或二者相结合的形式；是采用工具书形式，还是教科书形式，或通俗讲解形式；是采用文字形式，还是图谱、漫话形式，或者图文结合形式，等等。

不同的表达方式或呈现形式，读者的接受程度会不同，有时差别非常大。因此，无论是从书籍内容考虑，还是从市场认可程度来看，选择并确定好表达方式，是选题过程中不可回避的环节。

经常看电视的人，大多会根据主持人的风格，决定是否换台。喜欢董卿的端庄，不一定接受脱口秀式的幽默。

因此，在一定程度上，风格决定流量。同理，读书人会根据图书的文风、呈现形式，决定是否购买。这样一来，说风格决定销量，也未尝不可。

不难想象，一本介绍中草药鉴别的书，如果没有高清的彩图，再怎么精准的文字描述，总感觉少点什么。而一位中医名家的个人经验集，除了用彩色照片、获奖证书等装点门面，真实的案例、入理的分析和流畅的表达，才是读者最期待的。

另外，作者和出版方对图书的定位也是决定表达方式的重要因素。在一次编辑培训班上，某权威出版单位的领导开玩笑说：养生保健类图书想畅销，至少要有点畅销书的样子。像《求医不如求己》的大白话，很多知名专家根本不屑去用，他们似乎更喜欢"之乎者也"，引经据典。不过说实话，类似的文风不是谁都写得出来。还有，那封面采用的粉色，有人觉得"怯"，可在书堆里能一目了然，经销商喜欢，老百姓认可。

是的，不管是引经据典，还是口头用语，不管是学术论证，还是图谱表格，所有表达方式，都是为传递特定内容服务的。任何表达形式，只要是符合图书主题风格，只要与作者的为学为文风格吻合，并注意整本书保持一致，都是在传递知识，传承文化，传播作者的一份真性情。

画眉深浅入时无

"妆罢低声问夫婿，画眉深浅入时无。"出自唐代朱庆余的《近试上张籍水部》。从字面意思看，描写的是新媳妇拜见舅姑（公婆）前的忐忑不安，但仔细研究诗题，了解其写作背景后就会发现，这其实是作者临近考试前的"行卷"或"问卷"，即将自己得意的作品投给有名望的官员、学者，希望获得他们的推荐，或询问对方对自己的作品印象如何。

出书同样如此。一部书稿，早晚都要拿给别人看，或是同行前辈、业界名流，或是出版社的编辑。既然如此，与其木已成舟后发现不妥，伤筋动骨地改动，不如书成前广开言路，不断优化。

有经验的作者，一旦有了某个相对成熟的构思，基本确定选题后，常多方征求他人意见，或直接与编辑沟通，请他们就选题提出建议。还有一些作者，会整理出基本的信息（包括书名、作者简介、读者定位、内容提纲、书稿特色、市场分析等），并起草部分样稿，向有合作意向的出版社申报选题。在此过程中，编辑也会提供出版社的选题方案或选题表，供作者填写。

在出版界，图书选题必须经过集体论证才能正式列入出版计划。这不仅能集思广益，有效提高选题的质量，而且是把好政治、学术关口，保证作者和作品"不跑偏"的必由之路。当然，为提高工作效率，对于个别时间紧急、作者身份特殊的选题，不少出版社还开辟了绿色通道。

只要真正有内容、有价值的好选题，在"拜舅姑"时，根本不必担心出版方挑剔的眼光。相反，编辑或出版社领导还会从专业的角度，给出建设性意见，帮作者完善选题。因为，在出书这件事上，作者和编辑、出版社本就是目标一致、权益共享的。作者与出版方只有互相信任，优势互补，才能互利共赢。

不拘一格用人才

谋划选题，设计书稿内容的同时，就应该着手考虑作者的落实。

对于独著书稿，只要不脱离主题，自然可以随心所欲，信马由缰，作者根本不是问题。可对于多人合著、合编的书稿，作者的确定，却是个大问题。受专业水平、写作能力、行文风格等条件的制约，不同作者写出来的作品，用霄壤之别来形容并不为过。

怎样在力所能及的范围内，组织一个值得信赖的创作团组呢？这里面有几点需要照顾到。

首先，切忌"追星"。明星是自带光环与粉丝的，学术明星也不例外。中医界的明星，以院士、国医大师、国家级和省级名中医、教学名师等为代表。由这些专家参与创作的中医书，自带影响力。然而，名气是把"双刃剑"。尤其是对写作这件事来讲，中医名家能亲力亲为固然可喜，可如果在盛情难却之下，因业务繁忙、提携后学等原因，专家将写作任务假手团队成员，恐离初衷远矣。更令人啼笑皆非的是，有些知名专家的弟子、门人，根本无法体会师长的良苦用心，不能珍惜这来之不易的编写机会，敷衍了事，草草交稿。倘若名家再不够重视，或一时疏忽，无暇把关，则书稿质量根本无法保证，连名家本人的"一世英名"，或许都堪忧了。

其次，对意向中的合作者，听其言，观其行。识人是一门学问，从身边的同事、学生中发现好的作者，也是一门学问。一位有写书愿望的中医人，如果能平时留心，发现身边文笔好的人脉资源，千万要珍惜。即使暂时没有满意的写手，要想发现个把创作"潜力股"，也还是有一些蛛丝马迹可循的。

一般来说，能把工作总结、会议纪要乃至日常交流短信、微信写好的人，大多是逻辑严密、思路清晰的，值得关注。甚至，在未见其文、只闻其言的情况下，请注意那些能用简洁的语言把意思表达清楚的人，往往文笔也不会太差。

作为书稿主编或负责人，在有自主选择权的时候，建议你远离三类人：

第一类人，文字功底一般，平时言语啰嗦，经常不得要领或容易跑题。这类人写作时更容易词不达意，不知所云，或交稿字数大大超出计划，令人改不胜改。

第二类人，严重拖延症患者。他们可能因为迟迟交不出书稿而拖延整本书或整套书的进度，并影响团组成员的情绪，扰乱整个出版计划。

第三类人，除了事情紧急等特殊情况，日常交流喜欢用微信语音。这些人，要么是手懒，要么对文字不太敏感，或对自己的文字表达能力不够自信，抑或比较自我，不能换位思考。老实说，信息时代，喜欢用语音交流的人着实不少。对他们，我们本不该存有偏见，但从考察作者的角度来看，这些人实在算不上好资源。试想，优秀的作者，哪个不是手眼勤快、擅长表达？并且，一个经常从自我角度出发，只顾方便自己，不管他人是否方便、是否有兴趣用语音交流的人，可能从读者角度出发，创作出愉悦他人的文字作品吗？很难！

这里，顺便要感谢我们的华夏祖先，汉语真是一种简洁明了、变幻无穷且意味深长的表达方式。能用汉字交流、言志、论道，实在是一种幸福体验。

再次，用人之长。一个和谐、高效的写作团组，最重要的是扬长避短，尽可能调动每个成员的主观能动性。这就需要书稿主编或负责人充分发挥个人权威和人格魅力，妥善沟通，协调好写作分工。特别是在选题阶段，在考虑是否邀请某人参与写作时，先要对其所能承担的内容心中有数。毕竟，请神容易送神难。因一时兴起参与书稿创作，此后因分工不妥而引起的不愉快，并不在少数。

从操作层面来看，编写团队的基本分工包括统筹、提纲、样稿、内容编写、统稿、图表数据、前言、附录等。其中，统筹、提纲、统稿任务，需要由对整本书或整套作品选题意图了如指掌者承担；而撰写样稿者，非思路严谨、文字精当且能原汁原味贯彻负责人意图者不能胜任；图表数据，最好交给思路活跃，能熟练运用电脑，玩转Excel、Photoshop 的年轻作者；前言、附录，就像一个人的头和脚，要尽量请有学养、见识广的人担纲，才能禁得起读者的评头品足；书稿主体内容，自然是每个创作团组成员义不容辞的责任，需要依据熟悉程度、掌握资料多少和兴趣所在，进行明确分工。需要说明的是，考虑到交稿后的图书设计、出版后的宣传营销等，如果能指派人手，提炼出封面宣传语、内容提要、精彩片段等，则是未雨绸缪，自我包装，也算为编辑分忧了。

总之，人才的标准并非千篇一律。好的作者，需要不断发掘，更需要在实战中培养。只有放开眼孔，盘活资源，不拘一格，才能把有创意的选题转化成优秀的图书作品。

第三讲

3

竖起脊梁立行

——写书的技巧

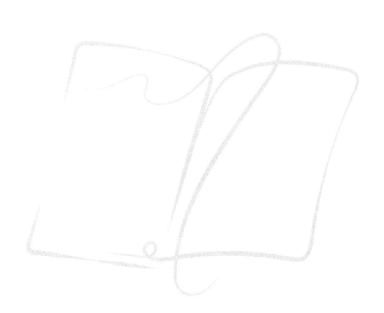

一个念头、一种愿望，只是选题的雏形。对很多作者来说，真正的著书立说，还在于把工作逐渐细化。在开始动笔前，首先要全面构思，即勾勒全书的框架，以提纲的形式呈现出来。基本成型以后，还要根据行文论述的需要，搜集各种支撑材料。最后也是最关键的，是付诸行动，将写书的计划、构想变成现实。任何好的选题，只有落笔，才能体现作者的思想，展示创作的水准。

提纲挈领好成书

人无脊梁不立，书无提纲不成。写作提纲对于一本书来讲，相当于人的骨架，是作者总体思路的直接体现。提纲在成书后的呈现形式，就是全书的目录，可以借此了解整本书的总体思路、框架布局。因此，写书的开始，甚至是早在选题阶段，作者就要构思框架。

古人写字，强调意在笔中，笔居心后，总结成一句话，就是"积点以成字，积字以成篇"。从写一个字到著一部书，都需要做到心中有数。

具体来讲，写一本书和写论文一样，可以用"三部曲"

来概括，即提出论点、进行论证、得出结论。不同的图书品种，提纲需要关注的要点不同。

教材类图书，需要按照本学科的学习与认知规律，循序渐进地推进。一般从学科的定义、研究对象与源流讲起，进而介绍本学科的基本概念、基本理论、基本知识、基本方法等。这些内容相当于总论，可以编排在全书的前半部分，也可单独列出。接下来是各论，分章节介绍该学科具体的内容，可以以病为纲，也可按功能、方法、系统等分列。总体上，教材提纲是有一定规律可循的，有相关经验的作者，会根据著述需要有所调整，但不宜根据个人喜好大幅改动。

教辅类图书，最好以某册或某套教材为参考，依照学习、考核的需求，组织编写提纲。从这一角度来看，很多出版单位会在组织教材编写的同时，启动或筹备相应教辅书籍的工作，的确是事半功倍的做法。

古籍往往不需要校注者或整理者拟定提纲，但需要依据原著的编排体例，提炼或抽取主要内容，编写出目录。对于底本目录缺失的古籍，这项工作体现了校注者或整理者的智慧，是原创性工作。

经典阐发、经验总结、热点探讨等类别的图书，没有特定的提纲模式。这既为作者提供了自主发挥的空间，也是对其布局意识、凝炼能力、表达水平的考验。试想，读者拿到一本书，首先感受的，除了封面（包含书名、作者、出版单位、宣传语等信息）、大小（开本）、纸张等要素，浏览目录几乎是一个下意识的动作。好的提纲（目录），对于吸引读者、提升销量等至关重要。因此，在提纲上多下点功夫，用尽可能吸引读者的语言，突出书稿特色，怎么强调都不为过。

至于养生文化类书籍，因为读者定位在非专业人士，也就是没有或仅有少量中医药知识的广大民众，整本书的提纲、框架可以相对松散些，不必丝丝入扣，但在章节标题上，更要注意尽量使用通俗易懂、引人入胜的语言。提问式、启发式、比喻式标题，往往更能获得青睐。

磨刀不误砍柴工。这个过程中，每一个准备阐述的要点，每一个好词、佳句，最好落到文字上。好脑壳不如烂笔头，我们可以借助笔记、拍照、手机备忘录等不同形式，随时记录下脑海中的灵光乍现。

对自己拟定的写作提纲，如果不够自信，还可以请同行、编辑等从不同角度提出修改意见。一座高楼，地基歪了，关乎工程质量。一本书，写作提纲有问题，同样是致命的缺陷。整个写作过程中，根据同行意见、思路调整、写作实际等，提纲可以随时进行调整。不过，为了不影响写作效率，这种调整越早越好，越少越妙。

运筹帷幄不容易

如果是多人合作的作品，书稿负责人（或主编）还有大量繁重的工作要做。整个运作过程，不仅考验负责人的专业知识，对其统筹与沟通协调能力也是巨大的挑战。所以，接下来这部分，特别写给准备做主编的中医药同道。

首先，要**组建编委会**。一本书的编委会，按照主编、副主编、编委的基本结构，人数呈金字塔形最为合理。

在实际工作中，经常会有人问，一本书的主编最多可以设几个人？其实，这个问题并没有标准答案。不同类型的书籍，主编人数可以略有调整。以规划教材为例，主编都是行政主管部门或出版社公开遴选的，多为 1～2 人。而大型学术著作或丛书，3 位主编也能接受。有时候，由于参与指导意见的专家较多，还可以请名望较高者担任主审，甚至组成审定委员会。根据主编的人数，副主编、编委人数顺次递增为好。副主编可以是 2～5 人。编委人数，虽没有明确的上下限，但一般不能少于副主编人数，而人数的上限，最好以排版后不超过一页（即占满扉页）为宜。

编委会任职，是许多主编最头痛的事之一。按照常规，编委会任职应以每位作者在业内的影响力、职称职务、对书稿的贡献程度等综合考虑，并经全体编委会成员协商、认可后确定。可是，在实际操作过程中，由于各自身份、话语权、掌握信息等方面的不对等，主编往往掌握最终的决定权。在此，特别提醒有主编身份的同道，码字不易，原创更难，为长远计，千万别因为编委会署名，伤了小伙伴的心。

解决了人的问题，**其次就是撰写样稿**。样稿，是作为样品的文稿。一本书的样稿，在体例、行文风格等方面起到示范作用，供所有编写人员参照、效仿。其质量好坏，会直接影响后续的编写工作。因此，有经验的主编都舍得在样稿上花精力，或亲自执笔，或请他人代拟后精心修改，直到满意，才提交给全体编委会讨论。即便如此，一般在编写会上还会有不同意见。负责任的主编在认真收集编委会成员修改意见的基础上，经常会再次修改样稿，最终确定下来，供整个编写团队参考。

有的主编，不舍得花心思撰写样稿，让大家自由发挥，信马由缰，看似民主，其实是很不负责任的表现。要知道，智者千虑，尚有一失。没有经过编委会深思熟虑的样稿，犹如部队没有帅旗，再英勇的战士也会感到困惑、迷茫，找不到前进的方向。更有甚者，号召大家多写点，期望后期让统稿人员或编辑去删减，美其名曰"删比增要容易"。果真如此吗？未必。交稿后才发现文不对题、不知所云的案例，绝非少数。编书或写书耗时费力，谁人希望自己辛辛苦苦贡献出来的内容被无辜删去？如此不尊重他人劳动的想法和做法，实在可怕，要不得！

准备好编写提纲和样稿，主编要做的**第三件大事是明确分工**。安排编写分工犹如排兵布阵，关键在量才使用。这一点，在第二讲关于选择作者时已提到。需要重申的是，一定要根据学科专长、年龄、性格等因素综合考虑，尽量发挥每个人的优势。不从个人感情或好恶出发，是编委会团结一心、精诚合作的前提。同时，分工要根据书稿总体框架，具体到章或节，并明确各章、节的字数。

至于哪些章节之间可能会出现交叉、重复，需要各司其职、前后照应、共享数据、随时沟通等，都有必要尽早提醒。总之，考虑得越周全，越具体，今后的统稿工作才能更顺利，更轻松。

做好上述工作，编者就能分头行动，主编似乎可以暂缓一口气了？不然。高兴之余，千万别忘记强调编写进度。很多主编、出版单位领导等都有一个共同感受，就是作者中普遍存在的现象是谁催得急，先给谁干。明白了这一点，作为主编的你还能淡定吗？为了给统稿和编辑出版环节留下足够的时间，也为了作品早日面世，在保证编写质量的前提下，限定合理的编写时间是必须的。一般可以将整个编写过程分为两到三个阶段，如先起草一部分，在某个时间节点交换成果，互相提提意见，发现没有明显问题，再继续下一阶段的工作，以免个别编者在岔路上跑得太远，折返都困难。

这样一梳理才发现，主编还真不是那么容易当的。当我们羡慕人家运筹帷幄、指挥若定时，要知道，千淘万漉虽辛苦，吹尽狂沙始到金。每位名家的高光时刻，要经历多少寂寞、艰辛与煎熬，才能姗姗到来。

不积小流，无以成江海

有作者说，著书立说的过程，也是自我提升的过程。这话其实值得商榷。相对于一个中医药专业人员漫长的成长经历来看，著书立说的时间是相当短暂的。因此，这个过程对个人学养、能力的提升，终究有限。我更愿意相信，著书立说是一个厚积薄发的过程。只有经过日积月累，掌握了大量素材和实践经验，才能有所创见，才能在短时间内集中输出，以书的形式示人。

当然，有些书籍可以速成，先前的剪刀加糨糊，如今升级为复制、粘贴。但未经磨砺的宝剑，终难锋利。能够禁得起时光与实践检验，历久弥新，广受欢迎的书，很难从速成品中产生。

唐宋八大家之一的曾巩，不像其他七位散文名家，有广为世人熟知的代表作。曾巩唯一较著名的《墨池记》，从题目看，是在写王羲之的墨池。其中一句话，道出了一个亘古不变的真理。"羲之之书晚乃善，则其所能，盖亦以精力自致者，非天成也。然后世未有能及者，岂其学不如彼邪？"原来，书圣王羲之并非天成，而是靠日积月累的刻苦学习铸成的。世人为学、成事，乃至写书，亦是如此。

纵观世间凡夫俗子，大多资质平平，有天赋者能有几人？我等以中医药为业之辈，更是上智者寥若晨星。不肯卜笨功夫，从积跬步做起，何以至千里？更何况，大多数写书的人，初衷还在于立言。立言，首先要博览群书，知道别人在说什么？怎么说？其次要言之有物，有自己的观点。此外，必须言之有据，能够自圆其说。不能长期坚持学习，缺乏足够的知识积累，怎能有开天辟地、惊世骇俗的创见？即便勉强成书，恐怕也只能流于表面，或止于空谈。

另外，写书也不可假于他人之手。记得做教材责编期间，有个别德高望重、敢于直言的主编曾戏谑说："现在的教材，有不少是'研究生教材'，不是给研究生用的，而是由研究生编写的。"幽默吗？不是幽默，而是忧心，是对于中医药教材质量的忧心。试问，如果连中医药类图书的最后一方"净土"——教材，都得不到编者的重视，那其他品种的图书，质量又能好到哪里呢？

从写作具体实践出发，为人才培养添砖加瓦计，请研究生或高年级本科生协助查阅资料、搜集素材，本身并没有问题，反而能提高效率，同时带动年轻人的学习热情，顺便培养一些好苗子。可为保证书稿质量，导师必须在编写过程中给予指导，在最后环节予以把关，而不是当甩手掌柜，听之任之。无论如何，帮忙的人不应成为写作主体，更无法承担为图书质量负责的重任。

值得庆幸的是，上面的现象并非全貌。在业内，大多中医药同道都能本着对自己负责、为行业发展尽力的初心，亲自搜集资料，精心撰写书稿，字斟句酌，殚精竭虑。他们可能不记得唐代孟郊《劝学》中的名句，"万事须己运，他得非我贤"，但却懂得一个浅显的道理：人生在世，有两样东西的归属不会有太大争议，一是健康，二是学问。尤其是学问，日有进益，积少成多，永远是自己的。

没有真才实学的作者，缺乏有力支撑的观点，在成千上万读者的火眼金睛注目下，终究会现出原形。如果哪位中医人正有出书的打算，还是从努力充实自己、认真准备素材开始吧。

下笔时机恰其时

在中医界，有的人年纪不大，却著作等身，而有的人，博学多识，临床经验丰富，却总是缺乏那么一点自信，对著书立说之事举棋不定。那么，什么时候开始动笔为好呢？

关于下笔的时机，著名中医学家岳美中先生在《早背读，积资料，晚下笔》一文中曾有过专门论述。岳老的观点是，承先启后、流传后世的著作，要晚下笔。当然，写点自己心得体会的小品文章和研究工作的总结材料，则不在此例。众所周知，岳老学识渊博、功底深厚，可在晚年仍有积累资料不够的感慨，足令我等学识不深者汗颜。岳老苦口婆心，将自己对于中医药写作的感悟和盘托出，供后学参考，其拳拳之心，殷殷之情，令人动容。

的确，勤读书，善积累，才能胸有丘壑，腹有乾坤，非到不吐不快时，才能下笔顺畅。

清代医家陈士铎，上承典籍，广求名医和民间经验，晚年学验俱丰，退而著述，广惠后学。其著作历经岁月湮没，至今流传的尚有八种，堪为厚积薄发的范例。

相形之下，有的人凭借一时热情甚至冲动，仓促下笔，边写边思考，等到难以为继时，不得不重新完善资料，或半途放弃，或被迫改弦更张，更是进退两难。因此，对中医药专业人员来讲，下笔不宜过早的说法确属经验之谈。

那么，是否越晚越好呢？也不尽然。有的专家希望自己退休后，有大把的时间了，再关起门来，静心创作。要知道，岁月不待人。随着年龄增长、精力减退，或退休后忙于诊务、疲于家务等，最终无法达成心愿的，大有人在。

《荀子·修身》说："道虽迩，不行不至。事虽小，不为不成。"的确，做任何事情，都不能局限于空想，而要果断付诸行动，从点滴做起。

对于整日忙于工作、学习，生活琐事不断的中医人来讲，在有相对明确的主题，拟好写作提纲，且掌握比较丰富的素材之后，意味着写作时机已基本成熟，完全可以动笔了。

具体的写作时间，相信每个人都会有自己的法门。比较集中的时间，如节假日、晚上。相对零散的时间，像工作间隙、地铁里。只要充分利用起来，假以时日，都能见成效。我认识的一位老校长说，对他而言，晚上9点之后才是黄金时间。的确，白天要开会、出诊、接待各种来访，电话也此起彼伏，不可能集中注意力。只有晚上的时间，才真正属于他自己。我帮他粗略一算，如果按11点就寝，每天大概有2个小时可以用来读书、写作、整理个人临床经验。时间久了，也会有不小的收获。

说到利用晚上的时间，记得著名作家、茅盾文学奖获得者路遥有一篇文章，题目是《早晨从中午开始》，至今印象深刻。这篇文章，是路遥本人文学生涯的真实写照，也道出了作家创作的艰辛。从中医养生角度看，长期按这种时间作息，无疑会有损健康，是不值得提倡的。但有时候，为了写东西，做一点事情，倒也未尝不可。

宁可小题大做

自古文章无小事，更何况专业著述这样相对复杂的工程。套用一句流行语，就是细节决定成败。

能把小事做好的人，大事也不会差到哪里去。一个选题，要想写好，必须就中医药领域的某个具体问题，分析清楚，详细论证，并提出解决的方案，才能得到读者的肯定，才能禁得起实践检验、市场考验。一本书，宁可小题大做，不宜大题小做，流于形式。

小题大做，本不是褒义词，之所以用到这里，是希望能传达两点建议：一要在态度上给予足够的重视，二要论述透彻，就某一个问题讲深、讲透。

曾经有这样一个选题，"漫话中医养生保健"。大致一看，定位比较清楚，重在养生保健。仔细一推敲，问题出来了。不同年龄、不同职业、不同基础疾病的人群，适合的养生保健方法大相径庭。要想在一本书内，用漫谈的方式说清楚，很容易落入泛泛而谈的窠臼。从小处讲，可能头重脚轻，挂一漏万；从大处看，则难免跟风、取宠的尴尬。

当然，图书写作过程中的小题大做，不等于前后重复，废话连篇，而是要言之有物，切中要害。要想就某一个"小题"，有针对性的"大做"，就要有意识地运用多种论证方法，充分展开论证。

常用的论证方法包括举例论证、说理论证、引用论证、比喻论证、类比论证等。

举例论证，是最常用的论证方法。中医药科学作为实践科学，可供援引的例子非常丰富。比如，阐释治法，可以从学界公认的"八法"开始，到后世演化出的各种综合治法，并以名家验案、个人临床经历等作为佐证。大凡有一定专业知识的作者，只要注意例证贴切，通过举例来说理，往往能得心应手。

说理论证，关键在"理"，必须以理服人。在中医药领域，医理被列在法、方、药之前，作为教学、辨证、立法、论治等不同实践环节的重要依据。掌握并运用好医理，对于把握逻辑、指导实践、举一反三等，可起到决定性作用。中医临床人员都比较热衷的名家经验总结，大多要靠医理支撑，才能更值得信赖，便于推广。

提到说理论证，与之关系最密切的非**引用论证**莫属。引用，是中医人说理最有力的工具，也是检验书稿质量的试金石。引用的内容，包括引经据典和引用名家论述、古籍观点等。上起《黄帝内经》《伤寒杂病论》，下至历代名家医著，各种经典、金句，之所以被不断摘录转引，一方面是由于其内容广为业界熟知、认可，另一方面是因为古代著书人大多功底深厚、言简意赅，其医理精湛、观点精辟。现代人在写作过程中，只要引用精当、正确，可谓一句顶一万句。

在大事小事问"度娘"的时代，网上流传的内容纵然方便、快捷，但其中时有错漏，引用到书稿中，遂成为笑柄。其实，搜索引擎本无错，关键还在于依赖他们的人。在此，郑重提醒业界同仁，引用来源于网络的文字，务必过脑入心。遇有疑问、不通之处，一定要核查原文。

比喻论证，是从两种事物的相似点出发，常以形象生动、常见的事物，比喻抽象、偶发且不易理解的事物。中学语文里讲过的比喻方法，如明喻、暗喻、借喻等，均可作为中医药书籍的论述手段，使俯拾之间俱成精彩。如在古代解剖学不发达的条件下，中医以"华盖"来比喻肺，以"将军"来形容肝的生理功能等，确能深入浅出，通俗易懂。这些论证方法，值得我们在行文中效仿。

类比论证，是由两个对象的某些相同或相似的性质，推断它们在其他性质上也有可能相同或相似的一种论证形式。古人对天、地、人之间关系的认识，常采用象思维方法，就是最简单的类比论证。例如，依据天有四时（四季），类比人的生长壮老已；地有十二河流，类比人的十二经脉。又如，唐代孙思邈的"以脏补脏"理论，就是其在观察生活、类比推理的基础上创立的。

总之，只有打开思路，勤于积累，并熟练运用好各种论证、说理方法，才能把小题做大、做好。

改弦更张不宜迟

在写作过程中，能够将选题意图、编写提纲和具体表述各环节紧密结合，贯通起来，是最为理想的实战状态。可有时候，理想未必能完全照进现实。不管是学生时代的一篇作文，还是长大后的一部书稿，都有可能面临词不达意，或者偏离初衷的困境。

一旦发现这种情况，该如何应对？是前功尽弃，从头再来，还是将错就错，一条道走到黑？并没有什么标准答案。遇到这样的坎，我们需要冷静分析，看问题主要出在哪个环节，进而有针对性地采取措施。

一般来说，如果选题明确，且已经进行过论证，首先要检查写作提纲，是否能涵盖针对论点的有力论据。如果发现好不容易敲出来的文字，与主题不符，也不要急于删除。或许，换个角度看，这些内容可以另外支撑一个新的论点。除非是命题作文，任何言之有据的文字都是可以变废为宝、重新利用的。

如果确定要坚持原来的选题方向，可以试着调整选题框架，或调整编写提纲。这时候，一定要直面问题，请有经验的同行或编辑出出主意。与眼前的困境相比，面子真没那么重要。歧路亡羊，犹豫不决，或见异思迁，都是为人、做事的大忌，也是写书最常遇到的陷阱。

《绍派伤寒名家学术集萃》是一套介绍近代绍派伤寒学术经验的小丛书。这套书原本是想通过一本书，反映绍派伤寒的学术特色。作者在编写后期发现，相关资料实在不少，一本书恐部头太大。于是，经过与编辑沟通，调整了选题框架，将内容拆分为三部分，改为丛书形式，分别收录绍派伤寒名家的学术思想、临床验案和医论医话。

退一步讲，即便真的要改弦更张，从头开始，也是宜早不宜迟。

小时候，对自己写的字不满意，往往会刻意去描、去改。老人们常提醒说："拉屎别瞧，写字别描。"这句话有一定道理，但并非全对。用来告诫写字的人，强调先构思，再动笔，无可厚非。现在，就写书这件事来说，自己写完的内容，不时回过头去看看，不仅能发现大大小小的各种问题，及时做出调整，而且可以增强自信心和成就感。中医人写书，不仅要"瞧"，而且要"描"。

书不尽言，言不尽意

受中医学科特色和业界思维方式的影响，在我的编辑职业生涯中，加工书稿除了纠正必改的错误，更多的润饰是在删减。换句话说，很多作者不能明确自己的思想要义，或唯恐表述不清，行文过于繁冗、啰嗦。究其原因，一是古今各种文献资料丰富，可以援引的内容较多，二是作者对自己的表达能力不自信，或表达能力确需提升。

初入编辑之门，有一本书稿，名字是"胡希恕越辩越明释伤寒"，由伤寒名家胡希恕老先生的弟子整理。作者花了大量笔墨，在对每个《伤寒论》条文释义时，先介绍中医阴阳、疾病等基本概念，再阐释条文的医理、应用等。乍一看，俨然是一部"巨著"。初生牛犊不怕虎，我在编辑加工过程中"痛下杀手"，毫不留情，删除了很多论述基本概念的内容。起初，作者很不理解，认为编辑抹杀了他的劳动成果。我认为从书稿的读者定位看，有一定中医基础的人才会学《伤寒论》条文，才会买这本书来读，因此，根本不必花大量篇幅介绍诸多基本概念；从选题主旨出发，书稿需要突出的是胡希恕先生对《伤寒论》条文的辨析、阐释，对伤寒方应用的拓展，中医基本概念也并非重点。经过多番交涉，作者最终接受了删改。事后想来，或许，胡希恕老先生当年授课真是这样一种风格，因为有些弟子并无中医背景，从基本概念讲起也是有可能的。但时过境迁，作者和编辑还是要根据书籍的受众，做好内容的取舍。

都说无知者无畏，很多与作者"舌战"的过程，在图书出版后，会化作一段段珍贵的记忆，筑起编辑历练与成长的基石。"不打不成交"，有时经过这样一番辨论，也会成就作者与编辑的"情缘"。

略懂中国书法、绘画常识的人，都知道"留白"的重要。很多艺术大师，都是留白的大家，借方寸之地，显天地之宽。从理念来看，留白是一种于无为处而有为的思路，能营造出悠远的意境，给人以充分的想象空间。人与人之间，说话可以留白，此处无声胜有声。写作，同样讲究留白。《周易·系辞上》中"书不尽言，言不尽意"一句，传递的就是著述、说话要留白的理念。

如果认同留白的理念，就一定能理解，在论述过程中不必面面俱到。相信读者的想象力、学习力和领悟力，既是对他人的尊重，也是给自己减负。而且，书籍留白之处，往往就是读者自我提升的空间，还可能是下一本书创作的起点。

一气呵成，贵在坚持

有过著述经验的人都知道，写东西最好有一段相对集中的时间。这样，才能保持连贯的思路，流畅的表达，趁热打铁，一气呵成。

古代的医书，有的是官员所著。一方面因为他们文化功底深，接触书籍机会多，另一方面，与官员衣食无忧、不必疲于生计有关。如《医林类证集要》，乃明成化年间甘肃总兵王玺编撰。他在自序中提到，"戎阃多暇，辄不揣庸陋，僭垂情于医道"。用通俗的话讲，就是他在军事指挥之余，闲来无事，转而寄情医道，编成此书。

无独有偶，清代陈修园，儒医兼修，见仲景之书文辞古奥，遂加以浅注，名《伤寒论浅注》，或编成歌诀，即《长沙方歌括》。其去世后刊刻的《南雅堂医书全集》，推崇者颇多，在官修《医宗金鉴》的权威映照下，仍不断翻印，可见影响力之大。后人总结其著述经历，也认为与陈氏多年为官、讲学，时间相对充裕有关。

今人难比古人事。现在不少中医同道就像田径场上的全能选手，既要忙于教学、科研、临床，还要应对文山会海、业务管理，的确分身乏术。在这方面，院校作者有着得天独厚的优势。每年的寒暑假，正是著书立说的黄金时间。相比之下，从事临床工作的人员，除了年假，很难有相对集中的时间，因此，进行书稿创作需要克服更多的困难。

为了写有所成，如果不能一气贯通，不妨借鉴他人经验，充分利用零星的时间，尽量合理安排写作进度，力争保持思路、表达的连贯性。否则，一旦长期搁置，再想继续写下去就困难了，甚至有成为"断头作品""半拉子工程"的风险。

其实，忙的不仅仅是现代人，古人也一样。那么，他们是怎么写书的呢？明代李时珍，"渔猎群书，搜罗百氏……岁历三十稔，书考八百余家，稿凡三易"（王世贞序），"历岁七旬，功始成就"（李建元进《本草纲目》疏），于是世出《本草纲目》。清代道光年间的御医奎瑛，自幼习医，到太医院任职以来，"上自王公，下及士庶，延请招致，日无虚暇"（《素仙简要》自序），蒙恩擢任左院判后，更是"日夕倍加兢惕，图展报效之微忱"，乃成《素仙简要》。由此看来，李时珍耽于辨疑、订误，三十年积累，七载笔耕，奎瑛忙于医政、诊务，始终将写书之事记挂心中，二者之所以最终能有所著述，靠的正是日积月累，不懈的坚持。

人逢逆志须放胆，事当难处但平心。天下之事，一帆风顺者寥寥。书稿的写作过程，既是对智慧的考验，更是与意志的较量。中途遇到各种困难，是在所难免的。越是在逆境，更要我们放胆去拼。

以先贤为鉴，存传道之心，调整好心态，积极谋求解决的方法，只要自己不放弃，终究是有希望做成点事情的。

玉不琢不成器

一部书稿初成，作者往往如释重负，其心情或许比长跑运动员跨过终点时还要激动。欣喜之余，冷静下来仔细想想：我真的完工了吗？可以彻底放松了吗？其实，并没有。千万别高兴得太早。

玉不琢不成器。没经过精心雕琢的玉，只能算璞玉。虽有瑕不掩瑜一说，但一块美玉上出现明显的裂纹或棉絮，势必会降低总体品质。未经过认真统稿的书稿，只能叫初稿，离交稿的标准还有一定差距。

提到书稿的打磨，最容易想到的典故是什么？唐有贾岛的"推""敲"一字细雕琢，清有曹雪芹"批阅十载，增删五次"，方成《红楼梦》。现在看来，不管是贾岛为诗句中一字之差，反复斟酌，还是曹雪芹慨叹"十年辛苦不寻常"，在感受创作辛苦的同时，更主要的是传达一种创作理念——优秀的作品，在初稿完成后，进一步的加工和润色是必不可少的。

从操作层面讲，打磨书稿需要在通读的基础上，主要解决三个方面的问题：

　　首先是**尽量消除错别字、漏字等低级错误**。中医药专业术语，经常涉及生僻字、异体字等，需要作者努力核查，不能指望这些问题交由编辑去解决。对于电脑输入法字库未收录的汉字，排版时需要人工造字，这类汉字最好用醒目的方式（如加鱼尾号、批注等）标注出，如咬咀的"咬"，可以表述为"左口右父"或"【口父】"。

　　其次，**核对原文引用是否有误**。这里面有两个目的，一是保证内容无误，二是核对出处是否正确。引经据典是中医书籍的行文特色，也是比较容易出现纰漏之处。特别是凭印象写就的引文，或前面提到过的、来源于网络复制粘贴的内容，一定要仔细阅读，用心领会。遇到不确定、可疑之处，要尽可能核查原著，或多比对几篇网文，不可轻易放过。

　　有的时候，一些"名句""观点"被业内反复引用，但很少有人关注原出处。而在一些需要明确出处，或提供出处更具有说服力的情况下，核查出处是必做的功课。最常见的陷阱之一，是作者自以为可靠的出处，竟是二手或三手文献。作为专业人员，我们需要知道，参考文献是否严谨，不仅是评价论文质量的重要指标，对书籍来讲，同样重要。

　　一些文笔尚可的作者，最好能在通读过程中，顺便**注意一下语法、修辞的使用**。这些语文常识，我们在学生时代并不陌生，像缺乏主语、偷换概念（主语）、语句不完整、不知所云等现象，单独拎出来考察，或许也能过关。问题是，一到具体应用时，却经常错漏百出，贻笑大方。对于这种常识性错误太多的作者，编辑们常说的一句话是，"不说人话"。在此，拜托有能力、有精力者，在自己的作品上，还是上点心为好。

就宏观层面看，统稿需要重点关注的，有六个环节：

一是**结构合理**。通读、统稿的过程中，首先要考量的，是书稿的目录。从总体思路出发，检查书稿的表述是否合乎逻辑，或符合相关学科的认知规律，如从总到分、由一般到个别、由浅入深等。如有必要，可进行框架性调整，以使整个书稿与选题设计相吻合。

多人合著（编）的作品，更需要统稿人员站在统筹全书的角度，以同一标准审视每位作者的稿件。如果说每位作者的书稿是一粒珍珠，那统稿者要做的，就是把所有珍珠贯穿起来，做成项链的过程。因此，统稿工作并不像有些人想象的，就是把大家的作品合起来那么简单。事实上，这项工作需要承担者有格局，肯担当，还要思路清晰、文笔过硬。缺了哪一点，都难以胜任繁重的统稿任务。

二是**体例统一**。如果在书稿创作、编委会组织等阶段，对体例没有给予足够重视，那么稿成之后，对体例的重新审视、梳理，则是必须的。最常见的体例问题有，章节不分、序号无序、层次混乱。当然，还包括貌似统一，实则内容与体例不匹配等现象。凡是看过编辑加工红样的作者，对这些描述都不会陌生。

三是**人称、术语前后一致**。对于整理、合辑、合著类著作，人称、术语不一是比较常见的问题。例如，某位老中医的经验总结，素材来自其不同时期发表的文章、弟子门人整理的学术思想、典型案例等。由于执笔人不同，在同一书稿内，可能同时出现第一人称（我、余、笔者）、第三人称（其、乃父、张老、张老师、张教授等不同称呼）两种论述。甚至，有些不太严谨的行文中，第一人称究竟是指老中医本人，还是其弟子，根本难以判断。这就需要针对人称，专门进行梳理，能统一的尽量统一。有时，为了保持思想原貌，或反映一定的时代特色，不必强行统一，但有必要在前言、序、后记等醒目之处交代清楚。关于人称的处理原则，以明确主体，不误导读者或混淆身份为原则。术语如方药名称，特别是老中医的自创方，有时在应用过程中经历了多个相似的名称，在行文过程中应注意前后一致。

需要说明的是，书稿行文中的人称，除尽量统一外，还必须与署名相呼应。同样以经验总结类作品为例，有时出于对师长的尊重，后学整理某老中医的经验，署名却是"某老中医著"。这种情况下，内文中就要尽量用第一人称。如果全书以第三人称叙述，试想读者会怎样认识？莫非是该老中医整理其他张姓老师的经验？结果岂不成了张冠李戴，甚至贻为笑柄。

四是**前后照应**。读过《红楼梦》的人都知道，书中经常在行文中留下一笔，暂且不表，留待后文再叙。引用脂砚斋的批语，这叫"草蛇灰线，伏延千里"。从文学角度看，这是情节起伏跌宕的需要；从创作手法讲，这是前后照应，自圆其说。美中不足的是，该书虽经曹雪芹十年辛苦，又有脂砚斋、畸笏叟等人点评、核校，可仍存在人名不一致、情节不合理等疏漏之处。这些内容，很多红学家都曾专门进行研究，有兴趣者可以自行研读。究其原因，除了与该书人物众多、情节复杂有关外，也从另一角度提点我们，写作时的前后照应确有难度，尤其是鸿篇巨制。

中医药专业著作，虽不需要讲究情节生动，至少要做到自成一体，前后一致。有时候，写到某一处，受篇幅所限，不便展开，或刻意留个悬念，但有"下文详细论述"或"见某章节"字样。在打磨书稿或统稿时，就要仔细检查，下文中是否真的进行了论述？如果没有，对于原则上不可或缺的内容，必须选择合适的章节进行补充；不那么要紧的，则可采用最简单的处理办法，将此处改为"恕不赘言"。

五是**标点规范**。从古文句读到如今标点符号的使用，汉语表述效果在停顿、语气以及标示特殊成分功能方面有了明显进步。虽然标点符号是中小学语文教育的基本常识，但能够在写作中正确、灵活运用却是需要终身实践的。一般作者经常出现的标点问题是一逗到底。克服这一现象最简单、有效的办法就是自己检查。写完一段话，回头读一下，凡是陈述对象（主语）变了，是否用了句号，或与句号功能类似的问号、感叹号？在对段落、句子划分清晰的基础上，再按标点的功能精细使用，则需要对文意、语气及特殊作用的领悟，考验的是作者的语文功底了。

六是**参考文献清晰**。参考文献包括期刊论文、图书、报纸、学位论文等，其体例随文献种类有所差别。与日常撰写论文不同的是，一般图书的参考文献不需要在内文标识序号并一一对应。图书参考文献多按先后次序，选择较重要的文献进行罗列，不一定全部提供。为提高写作效率，可以在写作正文的同时单独建立一个文档，简要列出参考的文献，以供统稿时补充完善、规范体例，或一步到位，详细列出参考文献。无论采取哪种方式写作，在一本书中，参考文献都不是可有可无的，而是作者写作态度、治学水平和作品说服力的综合体现。

有"聪明人"会问：这些问题，不都是编辑的工作范畴吗？作者全干了，还要编辑做什么？其实，从一部图书作品的创作过程来看，作者与编辑的职责，本就无法严格区分。如果将这个过程比喻为一次接力跑，毫无疑问的是，接力环节出现的问题，双方都不可能完全免责。与其互相推诿，不如各自努力，毕竟，双方的最终目标完全一致，就是出版优秀的作品。

还有人说，我只是表达自己的学术观点，又不是专业作家，有必要对一本书花那么多精力，甚至苛求吗？关于这一点，的确是不同作者自有仁智之见。回答这一问题的关键，在于叩问作者的创作初心。

在第一讲，我们就梳理了不同作者出书的目的。如果是为了完成某种任务，或形势所迫，甚至有的作者关注的，只是图书封面或扉页上是否有自己的名字，或许可稍稍放松，以符合出版要求为限。倘若是为了中医药学术传承，则应以表述清楚、明白为宗旨，字斟句酌。还有一点，著作者对自己的作品精雕细琢，那么编辑就会腾出更多精力关注书稿的结构、版式与封面设计，图书将会以更好的面貌呈献给读者。

清代诗人袁枚在《苔》中写道："苔花如米小，也学牡丹开。"即便卑小如苔花，都要奋力自强，自尊自重，像牡丹一样骄傲地绽放。我们每个人，都是世间的一朵花。生命绽放的过程，不仅仅是为了妆点别人的生活，更重要的是展示自己灵魂的尊贵。在此过程中，最能打动自己、让自己扬眉吐气的，是我们是否真正的努力过。

中医药作者的自尊自重，就是要从认真打磨自己的书稿开始。

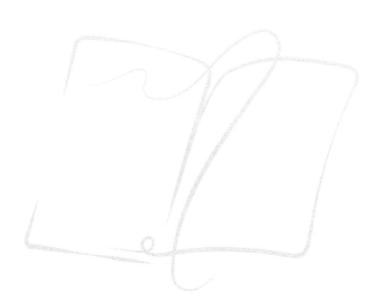

第四讲 4

懂点出版好沟通

经历了构思、写作等耗时费力的过程，好不容易成稿了，对作者来讲，是否意味着完事大吉呢？并不是。接下来，与出版社主要是责任编辑，还有大量的沟通工作要做。了解相关术语，才能准确、高效地进行沟通。至少，我们要听得懂编辑在说什么。

为方便理解，下面以读者眼目所见的内容为序进行介绍，大家可以随手拿一本书，边看边对照。

第四讲 4

佳书好名宜自洽

从起心动念开始，到申报选题，再到成稿，在此过程中，有的作者可能为自己的书准备了若干备选名字，可最终能用上的，不会超过两个：主书名和副书名。何况，绝大多数图书，只有一个名字。于是，给书起个好名字，是作者和编辑共同的责任。

出版领域所谓的好书名，大多要遵循几个基本原则：简洁、明了、上口、易记、不重复。

简洁，意味着要严格控制字数。对于具体数字，尽管没有明确限定，但总以一口气轻松读下来为宜。像《唐本草》《康熙字典》这样的集大成之作，继往开来，泽被后世，其书名还包含山版年代信息，也就三四个字。

一般情况下，中医药专业图书的书名，很少有 1 ～ 2个字的。像"飘""遇见"这样的名字，更多见于文化、社科类图书。最常见的，大多是 3 ～ 6 个字，如"医方考""寿世保元""经方实验录""临证指南医案"等。总体来看，类似"好妈妈胜过好老师"这样的书名，大多出现在科普书中。

必须强调的是，简洁不代表简单。仔细分析上面这些书名会发现，他们大都是词组，但足以提供相对完整的图书信息及其特点。

明了，说的是书名必须紧扣主要内容，让人一目了然，大概明白这是一本讲什么的书。先前提到的"问中医几度秋凉"，初见书名，编辑都以为"又是反对中医者在跳梁"，只有细读后才能品味到其中滋味。好在这本书内容好，口碑佳，作者也并非专业人士，而且，书名带有明显的"文艺范"，倒也契合了部分读者浓郁的中医文化情结，也是一种命名思路。

上口，就是读起来顺口。古人诗文讲究平仄、押韵，书名虽不必严格讲究音韵，至少要朗朗上口，让人读起来不至于有说绕口令的感觉。

易记，强调方便传播。一本好书，口耳相传，往往从名字开始。因此，难字、生僻字在书名中要尽量避免。如《医醇賸义》，在临床辨治与处方用药上独具特色，是清代费伯雄的代表作，可很多业内人士，因为不能正确读出或不确定"臕"字的读音 shèng，或写出这字，导致交谈、使用不便。类似书名，还有张山雷的《中风斠（jiào）诠》。我自己就曾将"斠"与"觏"混淆，并错读成 gòu 好多年。在书名这件事上，我们无权苛责古人，但可以提醒来者：并非每个读者都像作者一样学识渊博、有文化，更何况，有文化也不一定非要通过书名来体现。

不重复，是不能和市面上已有的书名重复。网络时代，脑海中闪过的某个书名，随手搜一下，就可以知道是否有作品使用过。在作者心目中，即便某个书名堪称完美，无可替代，一旦被使用过，也要想办法进行调整，如加个副标题，或将主副书名互换，以展示自己的风格。

在遵循以上基本原则的前提下，好的书名完全可以呈现不同的个性特色。如果将我们耳目所及的书名简单归一下类，不难发现，大致有四种类型：

直白型，以《伤寒杂病论》《瘟疫论》为代表，真正做到了简洁明了，一看就知道是讲什么内容的。

庄重型，如《千金要方》《医医病书》。这类书名，以耐人寻味、意境悠远见长，甚至可以有多种解释。《千金要方》一出，"人命至重，有贵千金，一方济之，德逾于此"的医界名言世代传承，感人无数；《医医病书》问世，见者颔首，医者自省，唯恐自己犯了书中所论之病。

精准型，如《宋以前医籍考》《三订通俗伤寒论》。前者，对著述的对象进行了精确限定，即宋以前的医籍；对采用的研究手段，予以准确描述，是"考"。少一字，信息缺失；多一字，显得啰嗦。后者的书名由来，还是一段佳话。当年，连建伟先生对徐荣斋老的《重订通俗伤寒论》进行校注、订正后，对于书名一直举棋不定。一个偶然的机会，连先生就此事征求同门师弟、时任中国中医药出版社副社长张年顺编审的意见，张社长建议用"三订通俗伤寒论"。该书名借助"通俗伤寒论"五个字点明主题，不忘本体，通过"三订"二字肯定后世努力，彰显医道传承。既准确，又精当，起得好。

文艺型，像《银海精微》《医碥》《红炉点雪》《壶天散墨》等。道家以目为"银海"，故蕴含眼科辨证论治精华的著作，取名"银海精微"。清代何梦瑶在《医碥》自序中，将自己的工作定位为医界之"碥石"。"红炉点雪"，多么有诗意的名字，其实是一本论治痨瘵的书，强调针对肝肾阴虚、心肝火旺的病理（红炉），要施以滋肾清肺、柔肝降火的治法（点雪）。

不要羡慕古人诗意盎然，现代医家也不逊色。《壶天散墨》是首届国医大师裘沛然老的经验随笔。壶天，代表医药天地；散墨，乃零散笔墨之意。结合起来理解，医理诗韵自在其中，令人不由得想一睹为快。

归根结底，取好书名的关键，是要叩问初心。除了书中的内容，作者想留给读者怎样的第一印象，往往决定着书名的风格。与此同时，作者的阅历、学识、文化功底等，也会转化为相应的信息，通过书名传递出来。

关于书名，还有一个常见问题，就是书名当中，是否要包含作者的名字？个人观点，若非功成名就的名医大家，最好不要体现。

都说英雄莫问出身，可是，好书必问出处。《论语》作为儒家经典，谁人不晓作者是孔子；《伤寒论》贵为中医临证典范，张仲景随即被后世尊为"医圣"，也是水到渠成之事，何须刻意扬名。现实中，很多读者，偶然或经人推荐，读到一本好书，在认可其内容、学术观点的同时，往往都想知道作者是谁。那时再按图索骥，通过各种渠道了解作者背景，看看这位作者还有哪些著作，自然顺理成章。并且，他们还会口耳相传，介绍给周围的同事、朋友或学生。这一切，都是自然而然，潜移默化的，并不需要刻意去宣传作者的名字。

纵观医界内外，真正有学问的人，大多是低调而安静的。宁可读者依书寻人，因人索书，不要为了出名，硬把自己的名字"挤"进书名，特别是一个并不为业界熟知的名字。

当然，希望以作者影响力带动销量的作品，完全可以大张旗鼓，广而告之，以作者的名字命名。甚至，借名家之名，行写手之实，也并不新鲜。在追求经济利益的情况下，那也是一种很流行的做法，可以借鉴，不必强求。

署名先知责权利

署名，不仅是作者的权利，也意味着一种责任。在

《著作权法》中，关于署名权，有专门的论述。很多作者都知道维护自己署名的权利，对于如何署名和不署名的权利却知之甚少。

一本书，根据原创成分多少，在作者名字后可署以"著""主编""编著"等不同的著作方式。每一种方式，工作量、创见性等有所不同。中医药领域最常见的著作方式有下列 9 种。

著，用于原创作品，也就是说，书中的文字、主要观点等都是作者首先表述或提出的。署"著"的作品，在学术性、独创性等方面，都是分量最重的。著，可以由一人完成，即独著，也可以是两三人合作完成，叫合著。超过 3 位作者，一般不宜署"著"。

编，包括编写和汇编，是按照一定的原则、体例，编辑、整理、加工他人的作品。从工作性质看，编的创见性最低。一般 3 人以下编写的，叫编。

主编，用于多人（一般不少于 3 位作者）参与编写或汇编的作品。承担创意、统筹、统稿等工作，对书稿贡献最大者，可以署主编。创作团组其他成员，依据贡献大小，可分别署以副主编、编委等。整个编写团队，合称为编写委员会，简称编委会。如果是丛书，可根据实际情况，设丛书编委会和分册编委会。一般来讲，分册主编多列为丛书编委会成员，但丛书主编未必在分册编委会中署名。

编著，是创见性介于著和编之间的一类作品。为表明作者的观点、主张，可引用他人的观点和文字。量化一下，编著的原创文字应占书稿总体的一半以上。需要注意的是，连续引用他人作品达 200 字以上，且不注明出处和原作者的，视为抄袭。

以上四种著述方式均以现代人的劳动为主。在中医药领域，还有不少基于古人智慧的著作方式，兼以当代作者的劳动，那就是古籍整理，常见的如点校、校注等。

点校，主要包括标点、校对。古籍没有标点符号，因此，需要在句读基础上，用现代标点加以区分。校对，则是以相对最好的版本为底本，参考不同书籍，指出并纠正古籍在流传过程中出现的各种不同和错误，可表明点校者的取舍，也可只罗列观点，让读者自行取舍。两项工作同步进行，是很多古籍整理的基本特点。

校注，即校对加注释，又名校释。古籍文字多深奥难懂，因此后人通过对生僻、古奥的文字进行注解（或名注释），方便自己或他人领会作者意图、原文旨意。早期的古籍整理，常常是点、校、注齐头并进，但近二三十年的工作，不少是在前人点校本基础上，增加或调整注释。

校译，指校对并翻译。这里的翻译，是将古籍原文翻译为现代的通俗语言。中医药专业人员，一般都有一定的医古文基础。因此，校译多用于《内经》《难经》等唐以前古籍，供低年资医学生或非中医药专业人员阅读参考。

辑，就是原书已经失传，从不同的古医籍中，逐句辑录出来。这一点，我们要特别感谢古人。古代著书都很讲究，基本遵循同一格式：自己的内容用大字，引用他人内容用小字。原来的内容用墨字，自己的注解用朱笔。当代名家中，安徽芜湖的尚志钧先生，在辑校本草文献方面做了大量艰辛、细致的工作，被誉为本草文献整理研究的奠基者。现在我们所见的《新修本草》《补辑肘后方》《名医别录》等，就是出自尚老之手。

整理，指对内容零散、层次不清的古籍进行系统加工，包括点校、补遗等。广义的古籍整理，包括以上各项工作。

明白了以上著作方式的异同，正纠结于如何署名的作者，或许能有豁然开朗之感。其实，署名在自报家门，肯定相应人员劳动成果的同时，也明确了图书的主体责任人。

这里的主体责任人，包括书稿的唯一作者、主编或受主编委托的书稿负责人等。这些署名者的责任，包括与出版社特别是责任编辑接洽书稿的相关事宜，如选题申报、签署出版合同、稿费发放，以及讨论、确定版式设计、封面设计、市场营销等。此外，现实中不乏认真的读者，在书籍出版后，就其中的各种问题联系出版社，或要求与作者对话、交流。有时是表达谢意，有时是学术切磋，还有时是纠正纰漏、谬误，甚至是批评、攻讦。以上环节，都需要作者方面知情同意或密切配合的。

试问乐于、敢于在书籍上署名的作者，以上种种责任，你都准备好了吗？

当然，还有一种情况，出于种种原因，作者不愿意署以自己的本名，而是以笔名、某编委会等方式来代替。这其实也是署名权的一种具体运用。所谓署名权，不仅仅指署名的权利，还包括不署名和署什么名的权利。

人有脸，书有皮

　　如果将书比作人，封面就相当于人的脸。绝世美颜，固然可以素面朝天，可是君不见，古今中外的诗词作品，费了多少笔墨来描写女子化妆的过程，以及妆容的美丽。即使是现在流行的裸妆，也并非不化妆，而是强调精心装扮后给人以清新自然之感。

　　一本书的封面设计有很多讲究。其基本原则，用设计领域流行的一句话讲，叫"五步三分"。"五步"，是说一本书放在书架，其封面能否吸引在五步之外的读者；而"三分"，指封面提供的信息，在作者拿起书三分钟之后，能否促使其决定购买。从移动互联网销售角度来看，当一本书呈现在手机或电脑屏幕前，能否尽快吸引读者并激发其购买欲，封面承担着首当其冲的责任。

　　在出版社，封面设计一般由责任编辑或策划编辑提出总体思路、风格取向，进而由美术编辑去执行。出于对作者的尊重，编辑往往会就一些细节征求作者的意见。有经验的作者，也会主动参与其中，并舍得花时间、用心思，与编辑进行深入交流，在封面上做足文章。

　　从专业角度讲，封面（含护封、腰封）的设计包括文字、图案与色彩，甚至用纸等方面，以综合设计，统筹考虑，达到浑然一体，给人深刻、美好的第一印象为目标。

　　封面文字包括封一（即通常说的封面）、书脊、前后勒口、封四（封底）几处的文字。

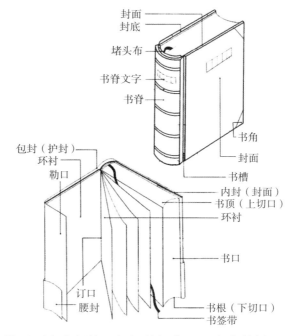

　　按照国家出版管理部门的规定，一本书的封面上必备的文字是：书名（含副书名）、作者、著作方式、出版者名。此外，丛书需要有丛书名，多卷（册）的必须明确卷（册）名。如果是受资助项目，往往还要按照资助方的要求，印上相关字样。如获国家出版基金资助的图书，需要在封面的左上角，按规定大小、位置，印上"国家出版基金资助项目"的图标。

书脊文字包括书名（如有卷册名，也要印）、作者、著作方式、出版者名。至于丛书名、副书名，不是书脊必须的内容，可以根据整体设计情况和实现的可能性，灵活掌握。

前后勒口，并非封面的必备部分。如果确定使用勒口，则需前后对称。在具体设计过程中，前后勒口可安排作者简介、相关推荐图书等。只要是希望读者在翻阅本书的几分钟内了解的内容，或者说，有可能吸引读者的内容，都可以选择前后勒口来呈现。

封四，也叫封底，常规要印定价、书号、条码等内容。有些时候，作者简介、内容简介、宣传语或名家推荐等，也可根据个人喜好和总体设计需要，安排在封底。

除了以上必备内容，封面宣传语因为能反映一本书的主体内容、风格特色，也是需要重点关注的文字。宣传语的文字，可多可少，语言也可以不拘一格，但总以简明扼要（最好能一语中的）、令人过目不忘为上乘。

宣传语的文字，可以是内容简介的核心语句，可以是内文的精彩语句、主要观点，还可以是名家、同行对本书的评价。具体表述方法，有平铺直叙式、启发提问式、自问自答式、语出惊人式等，再辅以醒目的字体、字号设计。总之，怎么能抓人眼球就怎么来。像《大国战略》的封面，将"二十余位将军强力推荐"的字体放大，采用提问式宣传语，其吸引、带动效应是显而易见的。至于重印书，特别是畅销书，还可以在第二次印刷以后，于封面的醒目位置，加上有关销量的数字信息。

封面图案，由作者、编辑和设计人员提供均可。无论由谁提供，都要注意版权归属问题。广义的封面图案，包括照片、名家题字、书法、绘画、篆刻及零星的素材。封面图案与不同的色彩、色调结合起来，构成一本书的总体封面设计风格。

常见的封面可以有庄重、简朴、素雅、热烈、明快等不同风格。一般而言，教材类封面多由出版单位统一设计，学术类图书的封面以简朴、素雅为主，大型丛书、辞典和重点学术图书多选用庄重大气的封面，科普图书的封面以热烈、明快风格居多，文化类图书则可根据具体内容，选取相应的设计封面。

中医药行业中，不乏多才多艺的作者。由作者提供的，拥有个人著作权的照片，或亲手创作的书法、绘画、篆刻作品，在中医药图书封面设计中广受欢迎。相信，符合作者风格的素材，经过设计人员的精心调配，结合编辑、作者的修改意见，将带给读者一种全新的文化体验。

在工作实践环节，不乏封面设计方案反复修改，难以令作者、编辑满意的案例。遇到这种情况，解决问题的最终办法，只有耐心、反复的沟通。

记得《岳美中全集》封面设计过程中，美编前后提供了十来个方案。好不容易编辑认可了，书的作者，也是岳老的学生，却不买账。为揣摩作者的心思，我从网上搜来该作者不同时期的著作，发现封面有一个共同的特点，就是用色较单一，以明亮者居多。并且，在以往沟通时，这位老先生还几次提到过"御医"这一概念。对啊！岳老生前多次为国家领导人、外国政要诊治疾病，并广受赞誉，不正是新社会的"御医"吗。于是，为与岳老这一身份匹配，我决定使用明黄色封面。为防止印刷时的偏色，我们还特别选用了布纹特种纸，书名采用烫红金工艺。将设计效果图发给作者后，对方说："总体可以，印一张来看看吧。"面对大牌作者不太在行的要求，也为了一次到位，经与美编协商，并征得印厂同意，我们竟真的印制了一张封面做样品。当我和美编开车，将样品送到作者手上时，这位老先生正在开会。捧着封面，老先生异常激动，手竟有些颤抖，连声说："好！好！我就想要这样的效果。这个封面配得上岳老！"原来，从始至终，这位老先生心里非常明白：封面，要配得上书的内容，包括作者的身份与成就。

第四讲

举这一事例，我想传达的意思是：站在作者角度，对封面的设计风格，可以有自己的态度。最好能尽量多提供一些有益的信息，以便编辑确定风格、组织文字，或进行细节修改。如果不喜欢，也要及时反馈，以免编辑做更多无用功。

护封，是封面外的一层包封纸，常用于精装或假精装图书，起保护、装饰封面的作用。护封的设计要求，与常规封面差别不大。一本有护封的书，几乎所有的封面元素都会通过护封来呈现，因此里面的真封面可以相对简单些。

腰封，是包裹在封面中部的一条纸带。简单讲，就像给书加一条腰带。腰封的空间很小，因此，常用来印制宣传语，也有一定的装饰作用。个人意见，腰封就像时装，可能会流行一段时间，但过去也就过去了。甚至，在实体书店，翻阅图书时，一不小心丢失或损坏了腰封，整本书就缺了点什么，反而影响销售。

衬页，是衬在封面和封底内的白页。现在一般已不用，常常被环衬取代。

环衬，是连接封面和内文的衬纸。环衬既有助于保持封面平整，使封面和内芯之间连接更加牢固，也有明显的装饰作用。并非所有的图书都有环衬，因此，这可以理解为图书设计中的奢侈品。精装书常使用的环衬，大多采用抽象的肌理效果、精彩插图等，其风格、内容需注意与全书设计理念保持一致，但相对于封面要有所变化。一般情况下，环衬的色彩比封面淡雅，图形的对比也相对弱一些。

人靠衣装，书靠精妆

可能有人会说，标题里有一个错字吧？没错。这里之所以不用"精装"，而用"精妆"，是因为就一本书的设计来讲，我们要斟酌、选择的，远非是否精装、简装那么简单，而是强调总体妆容、整体效果。

对书的"脸面"有所了解后，接下来谈的是书的总体设计，包括开本、分册、装订、纸张等。在实际出版过程中，作者接触这部分概念往往更早。甚至，在申报选题阶段，编辑可能就会征求作者的相关意见。

开本，简单来说，就是书的大小。最常用的图书开本有三种：

16 开，也就是一般教材的大小。比它大的，是大 16 开；比它小的，是小 16 开。除教材外，字数较多（大概在 40 万字以上）、图表较大的书籍，图谱或大型工具书等，常采用 16 开或大 16 开设计。学术、科普类图书，常用 16 开或小 16 开的开本。

32 开，是 20 年前一般图书的大小。注意，是 20 年前的书。同 16 开一样，比 32 开大一些的是大 32 开，小一些的是小 32 开。文字不太多（字数在 30 万字以下），希望携带、阅读方便的书籍，常采用 32 开。

64 开，大概就是小人书那么大的。前几年市面上流行的《中医必背》"红宝书""蓝宝书"，采用的就是 64 开设计，既可随身携带，方便记诵，恐怕也有借鉴 20 世纪 60 年代"红宝书"（64 开的《毛主席语录》）超大影响力的考虑吧？

另外，还有一类异型开本，不属于上述任意一种开本，而是依内容、美观等需要综合选择设计尺寸。

归根结底，书籍开本的选择，要结合书籍的类别、功能、字数多少、表达形式、印制成本等相关因素，综合考虑。特别需要注意的有两点：一是在开本以及总体设计上，丛书、套书要保持一致。二是开本并非越大越好，尤其是一些字数并不太多的书籍，单纯追求大开本，会有卖纸的嫌疑。

分册数，是由图书的内容、形式决定的。一个选题，是否分册、分几册，最好在编写之初就确定。当然，在作者交稿后，临时决定分册的案例也不在少数。确定册数的总体原则，以适度为宜。

从读者阅读体验出发，我的观点是：一本书能容纳的内容，尽量不要分册。分册设计，适用于拆分后内容相对独立、字数差别不大，且能独立成书的情况。当然，燕瘦环肥，美色各有不同。分不分册，分成几册，作者的意见也相当重要。

装订，包括平装、精装、骑马订装、线装等不同样式。设计图书装订样式，应根据图书类别、篇幅、用途、读者对象、定价、工艺成本等综合取舍。

平装，又叫简装。根据封面是否有勒口，平装有普通平装、勒口平装之分。因为工艺简单，平装是绝大多数图书的首选。很多时候，出于宣传需要、视觉美观等原因，勒口平装的图书比较常见。

精装，简单讲，就是带硬壳的，常用于体量较大的学术著作、辞典或图谱等。根据书脊的外形，精装还分为圆脊精装、平脊精装两种。很多时候，精装是把"双刃剑"。在达到美观、气派等效果的同时，精装存在印制周期长、脱胶、封壳变形、定价升高等风险。以传授医道为主要目标的中医药图书，没必要太过迷信精装。

骑马订装，名字很形象，是在整本书中间用订书钉固定，适用于字数较少的书籍。采用骑马订的书籍，页码都是 4 的整倍数。为书页牢固起见，最好不要超过 64 页。

纸张，常用的有书纸、胶版纸、铜版纸、轻型纸、字典纸、宣纸等。

书纸、胶版纸是最常规的书籍用纸，规格以 55 ～ 80 克多见，克重数字越大的越厚。

铜版纸，多用于图谱、画册和图片多的书籍，从 70 ～ 250 克不等。内文用铜版纸，多采用 70 ～ 90 克；封面用铜版纸，多采用 105 ～ 250 克。内文选用铜版纸的优点是对照片、图片色彩的还原度高，缺点是手感重、成本高、不易做笔记。中医药领域的诊断、皮肤病、中药图谱类图书，使用铜版纸的概率较高。

轻型纸，以轻而厚见长，手感也比较舒适。对于内容不多的书籍，使用轻型纸可使整本书减重、增厚，是一个不错的选择。

字典纸，顾名思义是供各类字典、辞典使用的，以纸薄而强韧耐折著称。一般情况下，除了字典、辞典外，对于页码较多、经常翻阅、便于携带的书籍，如中医经典、工具书等，有时也可以使用字典纸。需要说明的是，字典纸对印刷工艺要求较高，并非每个印厂都能实现。

宣纸，是我国传统的书画用纸，有易于保存、经久不脆、不会褪色等优点。中医经典古籍珍藏版、中医药名家书画墨迹类图书，适合选用宣纸。但是，宣纸的成本、印刷条件较高，以江、浙、沪一带承接为主。异地印制，运输、储存成本也是要事先考虑的。

此外，不同品种的图书，还可以根据内容、风格等，选用特种纸、纯质纸等。

应该说，我们赶上了空前的好时代。在出版界，目前基本不会有真正意义上的洛阳纸贵。可是，在图书用纸方面，还是要适度控制成本，没必要一味追求高规格。毕竟，大多数中医药书籍都是以传播内容为目的。而我们要面对的读者，或者说最终为图书买单的人，对纸张引起的价格变动还是比较敏感的。

量体裁衣话版式

与一本书的总体设计相呼应的，是内文的版式设计。换句话说，版式设计是内容与形式、艺术与技术的高度统一。再精妙的总体设计，没有恰到好处的版式设计来呈现内容，也可能是金玉其外，败絮其中。

常规意义上的版式设计，包括的专业术语、设计理念很丰富。从中医药作者角度，我们需要了解的，只是一些基本概念。

版心，就是一页书去掉周围四个白边后剩余的内容。版心的大小，是根据书脊和开本确定的。版心以上的空白，叫天头；以下的空白，叫地脚。细心的读者会发现，一般图书天头略大于地脚。总体上，版心的确定要结合内容多少、装订方式、图文排列方式等综合考虑。版心太大，不够美观；版心太小，有卖纸嫌疑。

字体字号，无需多言，因为日常电脑应用已为我们普及了相关知识。需要说明的是，图书的字体、字号不像日常文字处理，可以随心所欲。书籍用字体，以清晰、整齐为原则，常用的是宋体、楷体、仿宋体、黑体等基本字体，个别标题可用幼圆、隶书等。关于字号，应根据图书的品种、开本、风格等确定。最常用的是 5 号（10.5 磅），或 10 ～ 11 磅。判断字体字号是否得当，没有统一的标准，基本以文字间不疏不密、舒朗大方为依据。

中医古籍类图书，如夹注较多，或注释繁杂的图书，根据实际需要，常适当调大正文字号，而对夹注、注释等，相应缩小字号。个别读者对象特殊的书籍，如以老年人、少儿为主打人群的书，正文字号常适当增大。而辞典、工具书等，则字号较小。

版面字数，即书籍的一个满页所容纳的字数。常用版面字数的算法是：每行字数 × 每页行数。内文含有图片、表格的，也可照此计算。确定了版心、字体字号的设计方案，版面字数也就相对确定了。很多时候，确定版式设计前，要通过版面字数预估整本书的页数，甚至估算定价。有心的作者请注意这一概念，今后测算图书定价、稿费等，也会用到这个数字。

图文排列方式，包括文字排列、图片（表格）排列、文字与图片混排三种排列模式。

文字排列，分为横排、竖排两种方式。中医药图书的

第四讲 4

竖排方式，主要用于古籍。需要特别说明的是，如果采用竖排，那么在封面设计、内文版式、页码排列、上版印制等几个方面，都要彼此呼应，遵循从右到左的顺序。

记得为一位中医名家编辑书法墨迹时，编辑和排版人员在各流程都格外注意，问题出在最后的印制环节。由于制版者的疏忽，导致成品翻口（书籍装订一侧为订口，与其相对的一侧叫翻口）像普通图书一样，留在书页右侧。这样的教训，一次足矣，永生都不会忘记。因此，作为作者，如对图书有竖排的需求，要适时提醒，或者在关键节点要求编辑、出版人员提供实物或照片，尽量将可能出现的错误扼杀在摇篮阶段。

图片（表格）排列，需要特别注意整体性。也就是说，尽量通过调整图表的大小、文字的字体字号等，使整个图表保持在同一个页面。受各种条件制约，不得不分割时，一定要注意前后衔接的流畅性和完整性。

文字与图片混排，简称图文混排，也是常用的图书内容呈现方式。图文混排具有图文配合紧密、方便阅读等优势，但是，也容易出现纰谬。选择图文混排的作者，在审核校样时，需要重点关注两种情况：一种是图文分离（如图文不在同一页码），一种是图文不符（如图文内容不匹配、图或文缺失等）。

在图文混排的设计环节，有时为了取得较好的视觉效果，会允许图片超出版心范围，延伸到页面边缘，称为"出血"。这时，我们需要仔细核查图片的核心内容，如合影中的主要人物、结构图的重点成分等，是否会因离切口

（相对于订口而言，一般在书的上、下、右边缘）太近，而影响呈现效果。被切掉的半个人像、不完整的结构式等，都是不该出现的情况。

注释，之所以要单独来介绍，是因为中医药领域的图书注释较多，其版式设计关系内容的呈现效果、读者的阅读体验等，不容小觑。常见的注释方式包括夹注、段后注、脚注、篇（章）后注、书后注等。

夹注，也叫随文注。不管是中医药古籍，还是现代作品，都有随正文添加注释的可能。少量的注释，可以使用括号括起来，保持与正文主体的密切联系。如有大量随文注，最好用特殊字体字号，与正文区分。对于随文注较多的古籍，在核校时，需要特别注意标点符号的使用方法。

段后注，也是中医古籍常用的注释方法。与夹注相同的是，段后注也多用不同于正文的字体字号与之区分；不同的是，需要在正文相应文字处添加数字码。数字码常置于右上角，竖排时多置于右下角，因此也叫角码。

脚注，与段后注类似，差别在于注释内容集中在一页的末尾。

以上这两种注释处理方式，作者和编辑公认的隐患是，注释与正文必须一一对应。一旦在修改过程中出现页码变动（编辑术语叫动版），可能会引发一系列的数字码调整。因此，聪明、简单的做法是，尽量通过调整个别句段的文字数量（增加或删减），减少动版的机会。

篇（章）后注，因排在图书篇、章的末尾而得名。篇章后注的版式，注文相对集中，一般不会有动版的尴尬。

但是，对于篇章较长或注释较多的作品，为了内文与注释的前后对照，作者写作、读者阅读时，往往要反复翻动，不够方便。

书后注，是在书的末尾集中提供注释，其优缺点与篇（章）后注大同小异。

一本图书究竟采用哪种注释方式，需要根据注释多少、篇章体量，理性取舍。大体上，注释内容多的古籍，多采用夹注、脚注或段后注；注释内容相对较少的书籍，可以采用除段后注以外的任意一种方式。

归根结底，注释的排版方式是为注释内容服务的。万变不离其宗，组织、核对好注释内容，是作者学养、功力所在。前几年，在国家中医药管理局组织的 400 种古医籍整理过程中，很多中医编辑的共同体验是，千万别小看注释的小字，那才是真正体现作者水平的试金石。

印刷方式，主要包括单色印刷、双色印刷、四色印刷三种形式。

单色印刷，可以是黑色印刷，也可以是其他颜色，但只能印一个颜色。大多数的中医药图书，除非特殊需要，都是单色印刷的。

双色印刷，是为增加美观、突出标题或主要内容等，采用两种颜色进行印刷。常用的红头文件，就属双色印刷。双色印刷选择的颜色，需要与封面色彩、内容、形式等统筹考虑。

四色印刷，也就是彩色印刷，是使用黑、红、黄、蓝四种颜色，印出彩色图案，而不是像名字那样，局限于四种颜色。四色印刷，效果逼真、生动，可成本也明显提高。因此，除非必须的诊断、解剖、中药图谱等类图书，还是尽量少用四色印刷的好。当然，不少图书将彩图、照片等，需要使用彩色印刷的内容，集中排在开头或末尾，也是一种很好的处理方式。

穿靴戴帽有讲究

俗话说，人靠衣装马靠鞍。人在出席隆重场合时，头面部的发型、妆容，脚上的鞋子，丝毫都不能忽视。

一本书就像一个人，除了响亮的书名、作者的影响力，自然也免不了"穿靴戴帽"。

书的文前，相当于人的头，包括扉页、版权页、作者简介、内容提要、前言、凡例、目录等。自然，后记、附录、索引、年谱等文后的内容，就是书的"脚"了。一本讲究的书，往往还要对头和脚分别进行装饰，于是，序就像"帽"，跋则类似于"靴"。事实上，这些内容，也的确是比较吸引读者眼球之所在。下面，让我们逐一进行解析。

扉页，也叫内封，在封面或衬页之后、正文之前，需要印有书名、作者及译著者姓名、出版单位、出版时间等必备要素。很多时候，为了美观，常在设计时采用装饰图案，有时还会使用铜版纸、彩色印刷等，提升总体效果。

版权页，是一本书的版权记录页，大多在扉页的背面。也有的出版社，会利用书的末尾、封三。按照规定，版权页需提供书名、作者及其著作方式、出版者、印刷者、发行者、版次、印次、开本、印张、印数、字数、出版年月、书号、定价等，及其他需要说明的事项。

有作者曾开玩笑说，忙了几年，为的就是这一页纸。从某种程度来讲，的确如此。在版权页上，与一本书有关的所有个人、单位、流程环节，基本都会有所体现。换句话说，版权页就是一本书的专有档案，包含了其全部的关键信息。

作者简介，一般排在扉页后面，也有印在封面的前勒口或后勒口的，印在封底的则比较少。请注意，作者简介，是对作者的简要介绍，切忌繁琐。就内容来讲，为方便记忆，可以概括为三方面：一是作者的姓名（曾用名，中途更名者毕竟是少数），年龄或出生年（选一即可，读者的算术水平都不差），籍贯（可不提供）等；二是单位、学历、职称、职务等；三是想向读者突出介绍的，如个人的学科专长、社会兼职、代表著作等。

对有身份的作者来讲，后两个方面的内容可能比较多，一定要抓大放小，选最重要的写。如有的作者社会兼职几十个，罗列下来，密密麻麻一整页。建议保留一两个有代表性的，其余用"等"字概括。要知道，一个全国性知名社团的任职，其分量可能顶过所有省级社团任职。至于代表著作，同样的道理，务必要有代表性。总体来说，作者简介以不超过 200 个字为宜。字数太多，不但暴露了概括提炼能力不强的弱点，还让真正有代表性的任职、著作湮没。

内容提要，也叫内容简介。同作者简介一样，有印在封面的前勒口或后勒口的，还有印在封底的。从排版、阅读舒适度等方面考虑，内容提要和作者简介一般不会同时出现在一个页面，但在要求上是一致的，即以简明扼要为基本原则。内容提要必须突出书稿自身的特色，特别是内容、表述形式等有别于同类图书之处。人无我有，人有我优，才是最好的自我推销。

序，有自序、他序、代序之分。

自序，即作者自己写的序，在功能、内容等方面，与作者写的前言功能相同，二者择一即可。

他序，由他人撰写，也就是前面提到"穿靴戴帽"的"帽"。通常，他序会请名望、地位高于自己的尊长，或自己尊崇的同道来写。"妍媸优劣宁相远，大都只在人抬举。"简简单单一句诗，道出了千年不变的人情世故。请尊长、名人为自己的书写序，既可寻求对书稿内容的指导、帮助，也不失为一种宣传甚至抬高身价的好方法。一本书的他序可以有多篇。其排列顺序，一般遵照先尊后长的原则。简单讲，就是身份尊贵、职务高者在前，身份相似的，年长者在前。

自序与他序同时存在时，需要他序在前，自序在后，以示对他人的尊重。

有一种特例，就是古籍的序与他序的排列。古籍的不同版本，往往在刊刻前，请当时的尊长者另行做序，再加上整理者的自序、原著的序，可谓纷繁复杂。总的处理方法是，除按年代先古后今外，其余与上述原则并不违背。

中医药界的权威专家，如果接到为他人写序的邀请，需要注意哪些呢？首先，最好通读书稿。一方面可熟悉内容，为接下来写序能切中要点做好准备；另一方面，要言之有物，避免空泛吹捧，或言过其实。其次，评价要中肯。对作品的特色、精彩之处，可仔细赏析、点评，不能轻描淡写；对作品需要改进之处，则不可过于挑剔，而要态度冷静、客观，以鼓励为主。此外，必须给予足够的重视，亲自动笔。在无暇顾及，请人代笔的情况下，也要严格把关，仔细审读。即便是自己不太认可的书稿，既然应承的事情，也要认真对待，不可草率应付。

代序，是被作者选用，来代替序言的某篇文章，可以是作者自己的，也可以是他人写的，往往与书稿的创作有关。"代序"二字，一般放在文章标题后面，用括号括起，或用破折号引出。有了代序，自序和他序往往就不必要了。

前言，排在序之后，目录之前。常见的前言，包括作者撰写的前言和出版前言两种。前言在具体操作环节，还可以使用引言、绪言、弁言、写在前面等名称，是作者就本书的创作背景、写作意图、基本内容、资料来源、撰著过程、主要特色、存在问题、读者对象、写作分工、特别感谢等内容，向读者传递的信息。出版前言则是出版社或编辑本人写给读者的内容，通常包含策划动机、出版价值、作者介绍、编审过程、编辑感悟、使用注意等。在前言和出版前言同时出现的书籍，需要将内容重复的部分从其中一篇删除。

目录，居于凡例之前，以概要展示全书基本层次框架为原则。第三讲介绍的写作提纲，往往是目录的雏形。等书稿打磨完毕，基本成稿时，编制目录就要提上日程了。就内容而言，目录包括正文和文后的标题。换句话说，目录以后的主要部分，都要在目录中有所体现。目录的提取，需要坚持详略适当的原则。太详细，增加篇幅；太简单，则不利于检索和了解全书内容。

目录的页码，一般不需要作者填写。作者需要做的，是在最后一个清样上，仔细核对目录提示的页码与正文是否一致。很多时候，由于多次删改，造成的目录页码错误，既影响图书总体质量，也会给读者带来不便。当然，这部分工作可以由编辑或校对人员来做，但如果作者有条件，建议不要轻易放过。

凡例，一般置于目录之后、正文之前，多见于工具书、大型学术著作。凡例常介绍编写体例、资料来源、共性问题的处理方法（如收词原则、注释对象、疑难字取舍标准等）、使用方法、读者对象等内容。普通图书很少设有凡例，有关内容可以在前言中进行交代。

点校说明，是对古籍标点、校勘校注总体情况的文字说明。校、注两项工作同时进行时，称作校注说明。通常介绍所校古籍的不同版本（包括底本、主校本、参校本等）、校勘内容与方法、出注原则等。

后记，从字面即可看出，是排在书的正文之后的。后记的内容，多数是对前言的补充，或对结稿后的情况加以说明，对他人的帮助、贡献进行致谢等。后记可以是作者写的，也可以由编辑、出版方拟定。

编辑写的后记叫编后记，多表达编辑过程中的感悟，如对书稿的评价、与作者交流的体会等。一篇好的编后记，有时能从旁观者的角度，言作者不能言、不便言，对于交代有关事项、启发和吸引读者等，起到积极的作用。以出版社口吻写的后记，是出版后记，主要对出版过程中的事务性、技术性工作进行补充交代。聪明的作者，有时会请编辑或出版方撰写后记，换一种角度来表述问题，往往能收到意想不到的效果。

跋，也是排在书末的说明性文字。跋的功能、写作要点与后记类似。值得注意的是，跋与序前后呼应，后记则是与前言、绪言、引言相对的。跋，有时也可请他人撰写。需要说明的是，除非文前的他序太多，或有特殊需要，一般不宜以他人的作品做跋。

附录，是附于正文后面的，不宜置于正文内部，与正文有关或关系不大的资料，包括图表、文件等。广义的附录，还包括索引、年谱、参考文献等。

附录的内容，看似无关紧要，实则不可或缺。如中医药经典《伤寒论》《金匮要略》及相关阐发作品，多附古今度量衡对照表，对于读者查阅、掌握药物剂量很有帮助。中医诊断类图书，往往附望诊、舌诊相关的图片；中药类著作，则离不开药用植物、饮片图。这些都能给读者带来清晰、直观的视觉感受，甚至是享受。中医药养生保健图书，多附以常用穴位图谱，方便读者对照取穴。

索引，是将著作中某一项或多项内容进行专门排序，供读者查检的工具。一般辞典、辞书中，索引是必备内容。普通图书是否设索引，可根据实际需求来确定。中医药学术类图书中，最常出现的索引有方名索引、人名索引、名词索引等。索引内容的排列，可以依据笔画、汉语拼音、英文字母等不同顺序。

很多时候，作者会忽视为图书配备索引。一本书是否需要索引，主要以某一类或几类学术术语出现的频率决定，特别要结合读者需求，以方便检索为目的。与其他内容不同的是，索引多分步骤进行。常规做法是，在交稿前或最后一个校次时提取检索词，在所有编辑、校对工作基本完成，基本不会调整清样页码时，再添加页码。如果页码添加过早，一旦因内文页码调整，很可能会前功尽弃。

年谱，是按照年、月、日专门记载一个人的生平事迹。以表格形式呈现年谱的内容，就是年表。通常，每个人终生的大事小情数不胜数，因此，年谱的编制以记载节点性、重要性事件为原则。另外，从历史演变来看，年谱多由后人编次，用于故去的人，所谓盖棺定论。在世的人物，一般叫大事记。

在中医药学界，知名专家的学术著作、传记，或以记录史料为主要内容的书籍，多附以年谱或大事记。其中，以行业、单位发展史料为主要内容的书籍，往往附以大事记，重点介绍重要性、代表性或具有里程碑意义的事件，如初创、更名、转折性事件等。人物大事记，多包括出生、接受教育、就业与职业变更、生活（如居处、婚恋）、主要事件（如重要获奖、学术著作）等。相较大事记，年谱还包括去世的年月日、后世重要评价与相关事件等。以上内容的编制，最好详略得当，语言简洁，表述清晰，不必面面俱到。

吹尽狂沙始到金

　　一本好书的问世，不仅要经历作者的反复打磨，在编辑出版阶段，还要禁得起不同专业人员挑剔的眼光。正如唐代诗人刘禹锡所言："千淘万漉虽辛苦，吹尽狂沙始到金。"

　　曾有不止一位作者，由于不了解出版规律，在交稿时自信满满地说："（书稿）我很认真地读过了，放心吧，没什么问题。"实际上，当拿到编辑加工过的红样时，这些人恐怕无一不会为自己讲过的大话后悔。

　　当前，国家出版管理部门规定，图书编辑环节的基本制度是"三审三校"。也就是说，一本书稿，在与读者见面前，单就主体内容来讲，至少要经过 3 ～ 6 位编辑、校对人员的审校。不同出版社，在审校环节的具体操作可能有所差别，但万变不离其宗。

　　一审，通常由书稿的责任编辑负责，需要逐字逐句的通读。对于每一个文字、标点、内容上的错漏和疑点，编辑都必须进行改正与标注。一审不能处理和解决的问题，需要请教二三审或其他高年资编辑，或提请作者核查、解决。二三审，分别由编辑部主任或策划编辑、总编辑，或由他们委派的副高级职称以上人员担任。三审完毕后，责任编辑会综合所有审稿意见，形成书面材料，请作者就这些意见对书稿进行处理。

各位名家大咖、知名专家，身为作者，当接到责任编辑的反馈意见时，不管是书面还是口头形式，无论你有多忙、多累、多烦，面对出版方提出的各种核查、修补要求，需要注意的有两点：一是冷静，二是行动。人非圣贤，孰能无过。专业的编辑出版人员都知道，书稿在付印前发现的问题越多，图书上市后引起的负面影响越小。书稿存在一定的小问题，并不会影响作者的光辉形象，切忌反应过激。并且，面对问题，我们需要及时安排一个时段，周密思考，查漏正误，并予以明确回复。只有双方齐心协力，把好关口，才能最大限度地消弭书稿存在的硬伤，或低级错误。有时候，这个互相"折磨"的过程，可能很辛苦，但终究有一天，你会发现，所有这些付出都是值得的。

至于"三校"，不同的出版单位，具体流程不尽相同，但都是为书稿质量保驾护航而设定的。一本书从交稿到付印，要经历的这些环节，都意味着时间成本。正常情况下，从交稿到正式出版，大概需要 6 个月至 1 年，甚至更长的时间。何况，每个编辑手上都还有积压的书稿。"等米下锅"的情况，少之又少。

在了解了这些流程之后，作者与编辑的沟通，至少不应该再出现常识性误解。我接触过的作者，有人以为，自己的书稿，编辑看过之后，就可以开印了。事实表明，一本书的编辑出版阶段，就是要尽可能剔除书稿中的沙砾，为读者呈现作品的精华，凸显作者如金子般闪光的智慧。这个过程，即使不能用"千淘万漉"来形容，说成"过五关斩六将"，还是毫不夸张的。而且，最后的一关，其实并不在出版方，而是在书籍上市发行以后。来自读者的检验，才是真正的检验。

贵贱虽异等，出书皆有营

老百姓常说，不当家不知道柴米贵。这句话借用到图书出版领域，应该说，不算价不知道成本贵。

不同的图书，尽管内容不同，销量、品种、读者人群不一，既然选题通过，且能够被正式出版，无论定价高低贵贱，目标基本上都一样，那就是"皆有营"，都要追求销量的。

可能有人说，我出书的目的不是为了赚钱，定价无所谓。可是，大多数作者辛辛苦苦的创作，即便不是为了钱，也都希望能广泛传播吧？随着我国体制改革的深入，绝大多数出版社已转制，成为国有文化企业。企业，都是要讲效益的。当然，效益包括社会效益和经济效益两个方面。

在出版界，为一本书进行定价，有不同的方法。常规的方法包括成本定价法、印张定价法、内容（综合）定价法。

成本定价法，就是以出版成本为基础核算定价。出版成本包括固定成本和变动成本。固定成本含排版印制费、编辑加工费、稿费（如一次性稿费）等。这部分成本，是图书出版前后势必发生、不可或缺的成本。变动成本，受印数、版税（主要指印数稿酬）、纸张、印制工艺等的影响。成本定价的计算方法，作者不需要掌握，但要有总的认识，就是印数越大、销量越好的图书，单本书的平均成本越低。羞于谈钱的作者，看到这里尽可以放心、大胆谈稿费了。

印张定价法，简单说，就是根据书的厚薄定价。印张的算法，作者可以不清楚，你只需要知道，一本书的印张数量（通过版权页均能查到），是与定价有关的。不同的出版单位，在确定印张定价成本前，会结合利润、成本、发行折扣、应缴税款等综合考虑。

内容（综合）定价法，是根据著作提供的内容、出版方对图书市场价值的预判，结合成本、印张等，统筹决定的。这种定价方法，是基于对图书本身和市场因素的全面了解、理性判断。从总体趋势来看，内容定价的调整空间较大，在实践中应用前景也更加广阔。

　　身为作者，在自己作品的定价问题上，一般有两种态度。一种是放任自流型。因为不太懂，或出于信任，全权委托编辑去发挥，听之任之。另一种态度是指手画脚型。一会儿站在读者角度，希望定价便宜点，薄利多销；一会儿又站在自身角度，觉得还是高点好，毕竟，版税那可是真金白银。其实，没有担心的必要。无论如何，从经济利益来看，作者与出版方，绝对是互利共赢的。我们不提倡那种大撒把的做法，但也不建议事必躬亲。作者需要做的，是有针对性地提供一些信息，如书稿的主要受众人群是哪些人，有多少数量，作者可以提供哪些辅助销售方式等，供编辑参考。

　　当前，不少图书就是充分利用微信、小红书等网络手段，在内容连载、实体讲座、预售等环节先"试水"，再根据反馈意见定价的。这种基于实践检验的定价策略，更能客观反映市场需求，也从最大程度上维护了作者和出版方的利益，值得提倡和效仿。大体上，凡是受读者欢迎的好书，定价高点也无妨。

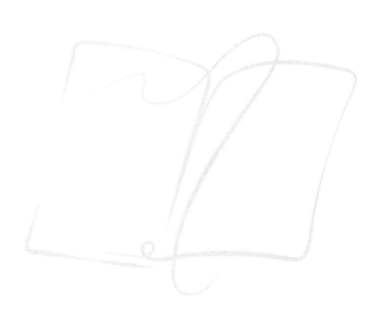

第五讲

5

编辑本是寻常人

看了这一讲的标题，可能很多读者的第一反应是，"为什么这么说呢"？稍安勿躁，让我们把这句话翻译一下，换种说法，就是"编辑既不是神仙，也不是机器，只是普通人"，因此，编辑也会犯错。

之所以这样讲，是因为在实际工作中，不管编辑主观上多么努力，试图消除和减少图书出版后的遗憾，几乎每一本书，仍会有或大或小的遗憾。因此，在编辑当中，流行这样一句话：无错不成书。

这里，并无为编辑开脱或辩白之意，我想说的是：编辑并非无所不能的神仙。对人工劳动制作出来的图书，不可强求完美。并且，编辑不是机器，尽管在某些环节，编辑的工作的确可以被机器部分代替。比如"黑马"（一种编辑校对软件）就能发现不少错别字，同时对存疑的部分，用特殊颜色标识出来。甚至，曾经有人说，今后编辑的工作可以被机器代替。

事实上，编辑的价值，绝不是发现和改正错别字那么简单。编辑的劳动，其实是一种精神创作。每一个选题，每一张封面，每一种版式，乃至与图书相关的每一个环节，都蕴含着编辑的主观判断、专业取舍与主动作为，绝非机械化劳动和信息化手段所能代替的。因此，真正了解编辑行业、懂出版规律的人，都会有一个基本判断——编辑的工作，只能被部分替代，而不能被完全替代。

在认同编辑是人，而非机器，编辑的劳动不是机械化运作的前提下，我们再来认识编辑，特别是中医编辑的工作，讨论怎样跟编辑进行沟通。

识得编辑真面目

编辑，是怎样一个职业？一两句话讲透很难。广义来讲，在出版社、杂志社、电视台、网络媒体等单位工作，负责对文字、图片、音视频等内容进行把关的人，都可以叫编辑。我们这里讲的，仅限于在出版社从事文字和少量图片工作的群体，即图书编辑。

首先说，这是一个不平凡的职业。在众多职业中，能当得起"人类灵魂的工程师"这一美誉的，除了教师，就是编辑。古往今来，除帝王、官员和教师外，编辑还是顺理成章享有"朱批"特权的少数职业之一。而相比之下，编辑朱批的对象，来自层次更高的人群。

大概十多年前，在丁香园论坛上，化工出版社一位资深药学编辑在帖子中提到，作者自认为再好的书稿，到了编辑手上，每页的问题基本不会少于 3 个。应该说，就是借助那位前辈的介绍，我对医药编辑这一职业有了比较全面的认识。并且，下定决心，"不为良医，便为良编"，进而由高校教师改行，开始做中医药图书编辑。

后来，经过编辑实践的检验，我越发赞同这位老编辑的观点。"3"这个数字，可能有点绝对，但他想表达的核心观点是：不管书稿经过多么精心的准备，也不管作者有多权威、多自信，没有编辑的精心付出，书稿就像是未经打磨的璞玉，永远局限在"稿"上，离"书"总还差那么一丁点。也正因如此，尽管移动互联网技术日新月异，给我们带来铺天盖地的知识和信息，可对于那些真正想学知识，或获得高品质阅读体验的人，还是建议大家购买正规出版物。这既是对作者、编者的尊重，也是对自己负责。

在不同学科领域，编辑的工作，就是用自己的专业智慧为图书保驾护航，因此，被誉为"优秀作品的助产士"。编辑作为一个"为他人做嫁衣"的职业，是文化产品的生产者、科学技术的传播者、社会进步的推动者。因此，在某种程度上，用"高尚"形容这个行业，似乎并不为过。

万事万物，有利必有弊，编辑职业也是如此。卸去上面这些光环，我们会发现，这其实是一个寂寞的职业。埋头书稿，字斟句酌，数年甚至数十年如一日，非气定神闲、心如止水者，有几人能够做到？这还是一个悲情的职业。没有休息天、节假日，工作起来经常是五加二、白加黑。遇到紧急的书稿，还要通宵达旦，不眠不休。至于收入吗，历来只见有作家靠稿费登上收入排行榜，可曾有谁听说过，编辑跻身高收入行列？

这样看来，编辑只是一个与人类的精神、知识、文化密切接触，但却无法代表其中任何一方的职业。热爱编辑工作的人，自视甚高，且甘之如饴，乐在其中；无法适应这一职业者，避之唯恐不及，逃离唯恐不快。

编辑的职称，分为初、中、高级。编辑的初级职称，是助理编辑。中级职称，是编辑。没错，"编辑"二字，既是这个职业的名称，也是中级职称的名称。取得编辑这一中级职称，以通过国家新闻出版管理部门的资格考试为凭据。编辑的高级职称，包括副编审、编审，分别相当于大学的副教授、教授，是要通过评审获得的。

不要以为中医药教学、临床人员很麻烦，在工作之余还要应对职称评审，其实，编辑也一样，甚至更惨。很多时候，个别作者因为职称晋升的需要，在交稿后想尽办法催促编辑，希望早日出书。殊不知，被催稿的编辑，可能也正因为没有时间准备自己晋升需要的论文、专著，而心神不安呢。

编辑的分工，可以是在图书编辑出版过程中，每个编辑的具体定位，还可以是出版单位对所有编辑工作职责的界定。编辑的分工，与职称有一定关系，但这种关系并非紧密、必备的，而是松散、灵活的。

策划编辑，类似影视界的制片人。制片人要对整个节目的资金、内容、拍摄、发行等总体负责。在图书出版领域，策划编辑是对一个或一套书的选题、成本、内容、销售等全流程负责的人。图书创作阶段，是以作者为中心；图书出版阶段，则是以策划编辑为中心。在某本书的封底，或其他位置，能够于"策划编辑"几个字后面署名的人，可不那么容易。这意味着，他（她）要了解与这本（套）书相关的所有细节，不断地做出选择与判断，并承担所有好的和不好的结果。

在很多出版单位，策划编辑还是一种分类管理概念。对策划编辑的考核，主要体现在创造的图书品种、发行业绩与经济效益等方面。为了体现对策划编辑的区别，有时还有高级策划编辑、首席策划编辑等称号。总之，在一个出版单位，或一个出版单位的某个品类，能拿到这种名头的策划编辑，是屈指可数的。作者面对这些编辑，倒也无需大惊小怪，就当他是本单位的大拿，给予足够的重视或尊重即可。

责任编辑，是对某一本书负具体责任的编辑。在新闻出版署的书号申报系统中，责任编辑还是对书籍质量最终负责任的人。如果图书上市后，检查发现图书出现质量问题，责任编辑是需要被追责的。出于业务管理、团队合作等种种需求，很多时候，责任编辑可以是策划编辑本人，也可以是策划编辑指派的具有中级以上职称的编辑。策划编辑，一般都是从优秀的责任编辑中产生的。

文字编辑，是负责对书稿文字进行编辑加工的人。承担文字编辑工作的，可以是策划编辑，也可以是责任编辑，还可以是新入职的助理编辑。无论是谁，一本书出现文字（如错字、多字等）和语法方面的问题，文字编辑都是推脱不掉责任的。

读到这里，可能有人会问：是否可以理解为，在编辑内部，责任编辑比文字编辑高一等，策划编辑身份最高呢？其实不然。目前，虽然大多数编辑的成长轨迹，都是从文字编辑做起，逐渐成长为责任编辑、策划编辑，但从根本上讲，三者主要是专长不同，分工有别。许多优秀的文字编辑，对书稿的加工能力，远远超越策划编辑。在整个图书生产过程中，他们就像流水化作业的产业链，缺了任何一个环节，都会影响产品的质量和周期。所以，对这些编辑，作者心中是不可以有高低贵贱之分的。

有的出版单位，还有相对独立的营销编辑。顾名思义，营销编辑主要负责图书营销方案的组织与实施。在很多出版单位，营销编辑大多由策划编辑、责任编辑承担。营销工作，意味着要经常组织专家讲座、准备营销文案、收集读者意见，因此，在完成营销的同时，他们还可以进行组稿、市场调研等活动。

编辑行业的工作特性决定，一个优秀的编辑，往往不是某一方面的专家，而是身兼多职的杂家。

知己知彼好沟通

客观地说，能出书的作者一定有所专长。问题是，很多作者知道自己大概是什么水平，却对编辑知之甚少。相比之下，以编辑的职业特点，与不同性格、不同水平的作者打交道多了，总会积累不少识人的本领。因此，作者与编辑的沟通，既是知识、文化的交流，也是修养、为人的较量，最好能知己知彼。

都说千里马常有，而伯乐不常有。对作者来说，可能你确实是千里马，但没有好的编辑，从伯乐角度对你进行认定，也许选题还真就无法通过，出现"养在深闺人未识"的被动局面。

在对编辑的职业共性有所了解后，我们来介绍一下编辑的个性特点。毕竟，作者要面对的，是单独的编辑个体。那么，什么样的编辑才算好编辑，才值得信赖呢？个人认为，了解一个编辑的途径无非以下三种。

一是**观其书**。有心的作者，平时就会留意一些好书的编辑，就像我们看了优秀的影视作品，顺便看一下导演是谁。即便平日对此漠不关心，在有了出书的打算，准备与编辑沟通之前，大多也会提前做一点功课。

移动互联网时代，顺手搜一下某本好书的名字，就能知道策划编辑或责任编辑是哪位。顺藤摸瓜，或许还能看到这位编辑的个人介绍，或由他（她）撰写的书评，或由其策划或责编的其他图书。借助这一编辑做过的书，对他（她）的专长，或许可以有个大致了解。

一般来说，擅长做教材责编的编辑，与多数作者沟通起来都会比较顺畅，做学术图书也不会差。一位中医药领域的老编辑部主任曾经表示，能把一个编委会所有成员摆平的编辑，应付大多数作者，都能手到擒来。事实的确如此。不少作者与编辑结缘，就是借助编委会相识，再因单独合作而相知的。可是，如果想出一本适合大众口味的科普书，或富有艺术品位的文化书，最好事先考虑清楚，不要轻易闯到学术编辑门下。

至于对市场期望值较高的作者，则可以瞄准近期的中医药畅销书排行榜，寻找意向中的编辑。因为，能上榜的图书，除了内容因素，对编辑的营销意识、文案能力，要求也是很高的。甚至，有的编辑就是有强大的"造星"能力，能把一本内容平平的书打造成畅销书。当然，有的作者更注重书籍本身的内容传播作用，甚至对一些言过其实、略有夸张的做法并不买账。仁智之见，何须苟同？还是各取所需为好。

二是**闻其人**。人过留名，雁过留声。图书出版作为知识文化传播产业的主力军，编辑的声名随着书籍的发行而传播，是再自然不过的。

很多时候，与某位同道初次见面，自报家门后，编辑常顺带提一下自己曾经策划或责编的一两本畅销书。于是，爱屋及乌，对方往往由于读过、买过或听说过那本书，而对编辑产生一种亲切感。这就是编辑在中医界的名声，在读者圈的名片。

我在编辑生涯中，用得最多的图书名片有两张，一是"民间中医拾珍"，二是"中医药教材"。前者，是一套丛书的名字，共两辑6册。第一辑的3本出版较早，分别是《杏林集叶》《用药杂谈》《经方直解》。正如我在《出版者的话》中所写，这几本书的作者虽来自民间，但是他们凭着对中医的挚爱，对临床的执着，以朴实的语言、独到的见解，赢得了中医界的广泛尊重与认可。作为编辑，当然以挖掘出如此好作品为荣。后者，严格来讲，是出版社的名片，并不属于个人。日常交流中，很多中医人并不知道中国中医药出版社是何方神圣,但是只要提"为中医药院校提供教材",大多数同道就明白了。当然,这样讲不太厚道,也不够准确,因为出版中医药专业教材的单位有很多家。可为了表明身份,这样也不为过,毕竟,我没有用"独家"二字,而中国中医药出版社的教材,中医人都知道。

其实,编辑的名声还是靠其为学、为人、做事来支撑的。很多中医人都感慨,这个圈子真的太小。有时候,几个原本陌生的同道第一次见面,随便聊一下各自的导师、专业、毕业的学校、熟悉的同学等,很快就能找到交集。但凡中医专业出身的编辑,其成长轨迹离不开这个圈,甚至曾经为某人的同事、校友做过书,或听者的某位同门竟是睡在他(她)上铺的兄弟(姐妹)。沿着这些线索,要想了解该编辑的学识、人品、专长,乃至在业界的口碑,岂不易如反掌。

三是**看其变**。好的编辑,应该是杂家。丰富的阅历,不同岗位的历练,是培养优秀编辑的有利因素。所谓"万金油",对培养专门人才来讲可能不是好事,对中医药编辑的成长来讲,却成为有利条件。

试问,两位中医图书编辑,一个毕业后就开始从事编辑工作,另一个有临床或教学经历,然后转岗做编辑,你认为哪个前景更好?抛开个人素质、努力程度等情况,显然,后者的职业生涯更有优势。如能结合自身专业经历,充分发掘履历变迁中的人脉资源,有过相关职业经历的编辑,在图书的策划、书稿加工等方面应该更有后劲。

初入编辑之门，由我责编的某本书，三审意见里有这样一句话，"竹茹 30 克，是否有误，核！"这个细节，貌似平实、简单，仔细体味，真是令人汗颜。当时，因为只注意了文字无误，对实际意义并没有上心。深入思考后，不禁有了新的感慨：如果审读者没有临床经验，或许也会一扫而过。由此可见，每一种阅历、每一次经历，都是编辑生涯的宝贵财富。从此以后，我开始培养自己"从无字句处读书"的意识。

"十三五"规划教材出版期间，为中医学类本科《病理学》书稿二审时，在肿瘤一章，我发现某个图片的图注中有"角化珠"字样，对照一下图片，根本没有相应的病理变化，于是写入审读记录，请一审编辑联系作者修改。应该说，这本教材比较幸运，二审被派到了我的手上。而我之所以能发现这样的错误，要归功于以往的病理学教学经历。没有实践经验，单纯靠编辑知识，希望消除类似专业性很强的硬伤，对责任编辑来讲，几乎是不可能完成的任务。其间可能存在的出版隐患，或误人子弟，或人命关天，也绝非个人所能承担。

当然，职业经历相对简单的编辑，通过实践中的不懈努力，用心积累，也会成长为多面手，逐渐对各种图书应对自如。并且，图书三审三校制度设立的初衷，也是为了弥补个人专业不足，尽量减少编辑知识盲点造成的失误。

中医编辑的前世今生

中医药行业，本身体量就不大。从事中医编辑工作的人员，相对就更少。而且，中医编辑还分为图书编辑和期刊编辑。我们这里讲的中医编辑，特指图书编辑。

当前，中医编辑的来源，主要分三类：

一类是中医药专业出身，从事编辑工作。这是中医编辑的主体。就像中医药专业教师，要想登台授课，既要有专业背景，还要掌握一定的教育学知识。只不过，中医编辑入职后要补的，是编辑出版相关课程。

第二类，毕业于医学相关专业（如西医、中医药管理、护理等），从事编辑工作。严格来讲，在实际工作中，这些编辑的业务范围，受自身专业知识局限，会受到一定的限制。毕竟，术业有专攻，像中医经典、古籍、针灸等专业性很强的书稿，的确需要较强的专业知识。而中医药出版单位，也会有西医、管理、护理类图书。用其专长是比较通用的做法。

第三类，是文科类专业（如文学、哲学、编辑出版等）出身。同前两类人员相比，文科出身的编辑大多有较好的文字基础，这是他们的优势。美中不足的是，第三类编辑人员同第二类一样，专业局限性更大。

英雄莫问出身。从事中医编辑工作的人，无论毕业于哪家院校、何种专业，大多是有情怀的人。这些人，操着老板的心，挣着打工的钱。无论是政治性、科学性、导向性，还是成本、利润、销量，都是编辑需要关注的内容。而在此过程中，他们所获得的回报，其实并不多。

记得有一次，某位作者在电话里说，他最近集中精力通读校样，突然就明白了做编辑的不易，原话是："长此以往，心脏怎么受得了！"老实说，那是我职业生涯中，最为感动的一次。很多作者在沟通过程中，会以不同方式表达谢意，但唯独这句话，是一种切身体验，是角色换位后的真实感受。的确，没有一副好身板，很难胜任编辑工作。惟其如此，大多数编辑的身体状况，不是那么理想。颈椎病、干眼症，是编辑最常见的职业病。

除了职业病的高风险，中医编辑大多需要较高的学历。单就近 20 年入职人员的学历来看，基本是硕士起步，博士、博士后习以为常。在我国，医药行业本身就是平均学历偏高的领域，虽然编辑是"为他人做嫁衣"，但以上事实足以说明，这个群体的起点着实不低。

如果简单归纳一下中医编辑的职业特点，或许可以用"三高一低"来表述。"三高"，指的是高学历、高度近视、高职业病风险；"一低"，即低收入。

我们姑且不论编辑收入的具体数值，但可以就不少作者对稿费的态度进行一番比照。"那点稿费，出半天门诊就有了。"类似的话，大概很多编辑都听到过。而一本中医药图书背后，默默耕耘的编辑，所能获得的经济回报，跟作者的稿费，其实基本是匹配的。

啰嗦了不少，并不是在诉苦，或希望博取同情。我想表达的是，对于中医编辑职业的种种考验，没有一定的理想和情怀，没有足够的坚持和忍耐，恐怕很多人都无法熬过去，特别是最初做编辑的那一两年。而要培养一名成熟的中医药编辑，没有三至五年的时间，根本不可能。

不经一番寒彻骨，怎得梅花扑鼻香。中医编辑要想得到业内的认可、同行的尊重，除了上述基本条件，更要在内涵上不断提升自己。一位优秀的中医编辑，需要同时具备六个方面的素养。

一要**讲政治**。编辑讲政治，绝不是空话、大话。不管是所有编辑都要注意的共性问题，如民族问题、版图问题、宗教问题，还是中医药领域特有的个性问题，如中西医结合、祖国医药的特定含义，都是中医编辑需要关注的问题。在此，特别提醒各位作者，这也是你要小心的问题。

二要**有思想**。有思想，意味着在中医药、编辑出版两个领域内，有自己的观点和判断，不能一味跟风，人云亦云。很多时候，对于同一个选题，不同的编辑会有不同的取舍。学术无禁区，编辑有态度。多数情况下，编辑对合作者、图书内容的选择，就是其思想和价值取向的最好证明。

三要**懂专业**。懂专业，不仅要有中医药及其相关学科的背景，更要在自己擅长的品种、编辑出版、美学、传播营销等，与图书创作过程相关的所有专业范围内，不断提升。图书出版界流行的一句话是，编辑要做"外行中的内行，内行中的外行"。因为内行，才能与作者深入对话，有效沟通；因为外行，所以相对中立，更能换位思考，客观判断。

四要**能创造**。从选题策划，到封面设计方案、版式风格确定，再到编辑推荐语、书评，都是编辑的创造性劳动，可以体现编辑的水平和智慧。尤其是编辑推荐语，是最常规也是最容易考验编辑的所在。一般来讲，这部分内容在选题意义、内容简介（包括书籍本身使用和申领书号两个环节）、封面宣传语等不同时段反复使用，可谓"一鱼多吃"。因此，抛开作者提供这一途径，单就编辑撰写来讲，也没有理由不打磨得锃光瓦亮，再拿出来见人。好的推荐语，就像明清官服上的补子，让人看一眼就知道，来者大概是什么身份、品级几何。而且，一段好的推荐语，扩展开来，往往就是一篇书评，与图书本身遥相呼应，相映成辉。

五要**善协调**。只要有人的地方，就少不了沟通与协调。编辑的协调工作，体现在编辑与作者、作者与作者、图书出版各环节、作者与读者之间，等等。简单来说，协调能力好的编辑，往往善于换位思考，巧妙传达各方意见，还能化干戈为玉帛。编辑协调的终极目标只有一个，以和为贵，将所有人的思想与行动，统一到书籍写作和出版过程中来。

六要**能吃苦**。无论从哪一角度看，编辑都是一个需要吃苦的职业。自身业务能力的提高，不同领域知识的积累，或大部头书稿的煎熬，没点能吃苦的劲头，恐无法完成职业蜕变。伤寒名家陈慎吾的《伤寒论讲义》编辑过程中，因为陈老的哲嗣年逾八旬，不可能亲自校对，于是，将陈老的小楷原稿与打印稿逐字校对的工作，落在我这个责编头上。那段时间，酷暑炎炎，埋头两叠厚厚的书稿间，我时常感觉头晕眼花，甚至有了"今夕是何年"的恍惚之感。书稿的最后，陈老将自己对张仲景《伤寒论》的感悟，归结为"保胃气，存津液"六个字。读到这里，我顿时有一种豁然开朗的感觉，所有的辛苦，都值了。此后，这几个字成为我认识疾病、辨证论治的"金钥匙"，屡试不爽。

基于以上信息，大家觉得中医编辑怎么样？好做吗？其实，作为中医界的普通人，中医编辑更主要的特质，是不断学习。唐代散文大家韩愈说得好："无贵无贱，无长无少，道之所存，师之所存也。"我想，在实际工作中，大多数中医编辑也是这样认识，这样践行的。

沟通多少事，都付笑谈中

在了解编辑工作性质，特别是中医编辑特点的基础上，我们来试着探讨一下如何与编辑沟通的问题。

这一讲的开头已经谈到，编辑也是普通人，而非机器。人与机器的区别，一是有感情，二是能思考。因为有感情，所以需要充分的尊重；因为会思考，所以要掌握一定的沟通技巧。所有与编辑的工作或非工作交流，都必须从这两个层面出发。

古往今来，中医药界不乏好书。每一本书的诞生过程，就是一段作者与编辑的沟通史。而每一本好书，既需要作者与编辑如伯牙、子期般的知音际遇，也需要名编佳作两相欢的势均力敌。

回首近十年的编辑生涯，各种酸甜苦辣，余味无穷。许多大情小事，如今都成了故事。在此，我想与各位中医药同仁分享的是，站在作者角度，怎样与编辑沟通，才能获得相对理想的效果。毕竟，能身兼作者与编辑两种角色者，为数不会太多。

如果把书稿比喻为孩子的话，作者与编辑，就像这个孩子的父母双亲。尽管角色不同，养育之情并无高下之分。并且，在书籍的诞生前后，编辑所承担的，更像母亲角色。出版前的小心翼翼，出版后的悉心呵护，或许每个做过母亲的人，能有更深的体验。仔细想想，现实中，哪对夫妇没有意见分歧？又有哪位作者，与编辑的观点完全一致？乐观一点看，双方在目标一致的前提下，保持冷静，积极沟通，最终达成和解，就是最好的结局了。

总体上，作者与编辑沟通的效果如何，取决于三点：一是信任，二在坦诚，三是常识。

首先，信任是有效沟通的前提。缺乏信任的沟通，基本没有好的效果可期。有的作者，面对编辑申报选题之需，提供的样稿少得可怜，是否有被冒名的顾虑？还有的名家，直白地讯问编辑，我怎么知道你提供的图书销量是否真实可信？类似实例，可以理解，但实在有失人情。换位思考一下，如果你是编辑，如此令人不齿之事，能做得出来？一个出版单位，每年出书数百种，谁人有精力修改发行系统自动记录的销量？退一步讲，即便这种不幸刚好降临到某位作者身上，于实施者本人有何益处？与其全程提心吊胆，疑心重重，倒不如另行高就。

其次，以诚相待，方显学者本色。大多有五年以上编辑经历者，对于很多作者的心思，基本是能心领神会的。比如，问一本书是否有出版条件，大多是对市场预期心怀忐忑，或没有经费准备；提到最近很忙，可能是在传递无法按时交稿的信息；说学生要毕业，或许是变相询问稿费何时发放。其实，类似需求都是合乎情理的，完全可以坦诚、公开的交流，没必要遮遮掩掩，或羞于启齿。更何况，并非每一个编辑都能"踩对"你的那个点。

最后，也是最重要的，懂点编辑出版常识，能明显增加双方的满意度。尽管术业有专攻，可既然有了出书的打算，花点时间做做功课，还是很有必要的。有的作者，交过书稿还在大段删减，再随时发给编辑。殊不知，每一本书稿要用专业的软件进行排版。大段删减可能引发大量的动版，使排版人员前功尽弃。而经过改校的书稿，因为作者手上没有排版软件，所以不能随时修改。编辑发给作者的，也只能是 PDF 文件，或图片文件。还有的作者，将一本书分几次交稿，使编辑长时间拿不到终稿，无法对书稿的整体结构进行审读，更谈不上后续的二三审环节。另外，有的作者认为自己提供的图片看起来还算清晰，却不知道分辨率不够，达不到印刷标准。另外，前面提到的不少专业术语，如果事先能有所了解，既可提高沟通的效率，也将最大限度地减少误解。

当然，说到作者与编辑的沟通，免不了有一些小忌讳，或值得引以为戒的小故事，供有心人一笑。

一忌**先入为主**。最常见的情况是大专家遇见小编辑。前者认为自己在中医界功成名就，而后者初出茅庐，或寂寂无名，于是，先入为主，认为小字辈一定不如老编辑。

有的作者，拿到编辑修改后的红样，不经仔细推敲，一看满篇全是红，竟气急败坏地找编辑部领导理论，要求换个老编辑来加工书稿。碰到这种情况，奉劝您一句，千万不可激动，还是静下心来，仔细研究一下，编辑修改得是否有道理，再做反应也不迟。毕竟，闻道有先后。在很多作者眼里，比起资历深、阅历广的老编辑，年轻编辑也就那么回事儿。可是，树高千尺终有根。再大的腕儿，都是从小字辈做起的。更何况，编辑就是给书稿"找茬儿""挑刺儿"的人，没点依据，敢用红笔在你的大作上"朱批"吗？假以时日，或许眼前这个一脸懵懂、不谙世事的小编辑，终能成长为某一个图书品种的金牌编辑，或执掌某一个出版单位的领导。

如今，信息技术日新月异，在很多方面，年轻编辑比老编辑更有优势。如用 photoshop 修图、玩各种表格、写点抓眼球的宣传文案，或通过个人博客、公众号推介一下图书等，那基本都是老编辑的短板。

二忌**倚老卖老**。在中医界，一直保持着尊老敬老的优良传统。正是因为老专家的传帮带，才有了继往开来、薪火相传的喜人面貌。可是，人事有代谢，往来成古今。如果因为自己在业界是老资格，便不分专业，不择场合，总想指手画脚，指点江山，未免就有点不合时宜，甚至煞风景了。特别是作者与编辑，虽因书而产生交集，但终归是两个不同的领域。有些知识、观念，假如不注重自我提高，不及时更新换代，难免成为笑柄。并且，一旦发生跨界乱指挥的事例，更容易影响书稿的编辑加工进程，甚至贻笑大方。

三忌**官腔逼人**。自古以来，总有个别官员盛气凌人，所以，至今党风建设仍不乏反对官僚主义的要求。曾经有一次，来电方气势十足，开口就讲："我叫某某，是某大学教务处的处长。"其实，对这位领导，接电话的人并不陌生，而且清楚地知道他只是个副处长。于是，灵机一动，笑着答道："抱歉，实在没印象。贵校教务处领导太多，换得也快，我们这里信息更新都来不及。"听到这里，不知对方作何感想？其实，再大的领导，再霸气的学者，在编辑面前，都有一个共同的身份，那就是作者。有必要摆架子、打官腔吗？事实上，最受中医编辑尊敬和爱戴的，或者说，在编辑眼里最体面的，不是位高权重的领导，而是书稿精良、做事认真的作者。

真正的权威，是建立在相互尊重的基础上。蔡元培先生曾说："多歧为贵，不取苟同。"这句话，放在作者与编辑沟通过程中，大概可以这样表述：小合作，要放下自我，彼此尊重；大合作，要放下利益，彼此平衡；一辈子的合作，要放下个性，彼此成就。

近来可安好，能约一稿无

约稿，是一个双向概念。既可由编辑向作者主动约稿（或叫组稿），也可由作者向出版方提出图书出版意向（也叫投稿）。只有了解不同性质约稿的沟通要点，并有的放矢，才能收到事半功倍的效果。

组稿，是由编辑个人或编辑受出版方委托，向作者发起的约稿。此时，作者掌握更大的主动权。有人会对这种提法表示质疑，明明作者是信息接收方，怎能说有更大的主动权呢？为明确相关要点，我们不妨共同梳理一下。

一般来讲，这种出版方发起的约稿有三种情况：

一种是个别约稿，即编辑经过深思熟虑，在对选题有了精准定位后，向作者进行的靶向式约稿。这时候，作者需要做的，是在准确把握编辑选题意图后，结合自己的能力、时间等，决定是否接受约稿。

第二种是集体约稿，从字面即可判断，同时接到约稿信息的不仅一位作者，而是多位作者。如一套丛书，需要不同作者分别承担其中的部分工作，可能是每人一册，也可能是一人多册。类似情况，作者最好先了解整套丛书的情况，并对自己所要承担的任务进行评估，兼顾可能出现的分册间沟通、协调等问题。换句话说，个别约稿只需要考虑自己能否胜任，出版环节也有更多的自主权；而集体约稿必须清楚自己是整体的一部分，很多时候要服从管理，顾全大局。

第三种是松散约稿。基本上仅相当于一个初步合作意向，可以没有具体的约稿内容。如不少作者与编辑初次见面，互留联系方式后，作者方提出今后可能有出书计划，于是编辑承诺愿意为对方出书提供帮助。其实，这种松散的约稿只是一种合作的可能，可以是一本书的缘起，也可能很快被忘却，随风而逝。

前两种约稿形式，因为具体，且相对正式，所以作者除了决定是否进行合作外，还要就书稿的主要内容、字数、表达方式、交稿时间等，尽可能做出详细约定。甚至，如认为有必要，可以落实到出版合同上。

当然，也并非来者不拒就好，还可以委婉谢绝对方的约请。要知道，作者不乐意接受的理由，要多少有多少。总之，拒绝也是一门艺术，来日方长，最好不要将合作的大门彻底关闭。

投稿，是由作者发起，向出版单位或编辑个人进行书稿约定的一种约稿形式。与组稿相比，投稿过程中，作者显得相对被动。投稿的过程，分为三个步骤。

第一步，确定出版单位。在国内，能出版中医药图书的单位，大概有几十家。国家级行业社，如中国中医药出版社、人民卫生出版社；国家级综合社，如科学出版社、科学技术文献出版社等；省级出版社，如各省科学技术出版社。这些单位的介绍，可以通过官网、官微等不同途径获取。经常购买和阅读中医药图书的读者，可能已经在内心对这些出版单位有一个大致的排序。至于联系方式，几乎所有网站、微信和图书的版权页，都能找到。

第二步，选择合作编辑。当前，了解编辑基本信息，可以通过书后署名、同行推荐、网站搜索等多种方式实现。如果个别编辑的联系方式通过以上渠道都不能获取，最直接的办法是通过出版单位电话进行咨询。必须说明的是，正如论文禁止一稿两投或多投，与编辑的沟通，也不建议一书多方联系。

第三步，具体实施。结合实际情况，投稿包括三种情形：

一是选题投稿。作者需要提供书稿的总体构想（写作提纲或书稿目录）、部分样稿、同类书籍信息及市场预判等，用选题方案或表格的形式表达出来，并正式征求出版方意见和建议的一种方式。不同出版单位，呈现选题的形式不一，但以上要素基本是不可或缺的。编辑也会在沟通之后，帮助作者完善相关内容。借助上述材料，出版方可以对作者的文字水平、稿件创作与组织能力等进行初步评估，并就后续工作提出意见和建议。大多数出版社会定期召开选题会，通过策划编辑或责任编辑反馈选题会意见。选题投稿，可以最大程度减少后续风险，避免作者时间、精力的浪费，适用于首次写书，或对选题缺乏足够信心的情况。

二是全稿投稿。即书稿已完成，基本能交付编辑出版环节。全稿投稿需要提交的材料，与选题投稿一样。所不同的是，样稿可以是全稿。此时因书稿已基本定型，如出版方或编辑本人提出修改意见，大修大动恐非常困难。正因如此，有时全稿投稿的风险较高，有被拒的可能。投全稿，适用于有著述经验的作者。

以上两种投稿方式，经选题会讨论，确定列入出版计划的书稿，就可以签署图书出版合同了。出版合同，是依据《著作权法》，就作者与出版方的责权利作一书面约定。只有双方签字、盖章后，合同才具有法律效力。也就是说，作者依据合同，正式形成与出版单位的约稿关系。

三是意向投稿。严格来说，这种方式只是作者就某个作品的出版权，与出版方或编辑本人达成的一种意愿或共识。因为无法提供具体的选题内容、书稿计划等，属待完善的投稿方式。意向投稿，可以通过作者的努力，发展为选题，当然，也可能由于各种原因而止步。

不管是作者主动，还是出版方或编辑发起，约稿就好比谈恋爱，总要一方主动，进而构成良性的双向互动，最终目标是达成一致意见，合作出书。所有不以形成图书产品为目的，或对口头、书面形式的约定不负责任的作者和编者，或多或少，都会在业界留下一些影响，千万要慎重。

忙里偷闲话催稿

有了稿约，作者和编辑就像一根绳上的两个蚂蚱，注定要同甘共苦了。有过出书经历的人都知道，签订合同的那一刻，内心都是愉悦的。可是，交稿前后往往却是痛苦的。尤其是催稿的过程，常常会八仙过海，各显神通，甚至有生不如死的感觉。

催稿，跟约稿一样，也是一个双向的过程。很多时候，交稿前，编辑如黄世仁，作者像杨白劳；交稿后，双方身份自动互换。真是此一时彼一时，乾坤倒转，不可同日而语。

其实，如能换位思考，加强沟通，并掌握一定的技巧，催稿也并非不可能完成的任务。下面，按掌握主动的先后顺序，来聊一聊催稿那点事儿。

编辑催作者，根据书稿缓急和个人风格，大概是这样一个节奏。起初，编辑并不急，因为大多数情况下，作者在签订合同或达成意向时，基本是有时间方面考虑的。编辑往往会根据不同书稿的交稿时间，来安排自己的工作进度。更多时候，编辑会出于礼貌，在节假日互致问候时，礼节性提一句，书稿进展还顺利吗？等到合同约定的时间点临近，如果编辑没有忘记的话，可能会在心里嘀咕一下，某作者的书稿该差不多了吧？这时候，他（她）还是有耐心的。过一段时间，如果因为作者没有交稿，已影响到编辑的工作，真正的催稿才开始。或许，有的编辑手上稿件积压严重，根本没精力顾及那些不交稿的作者，则要另当别论了。

一般情况下，编辑会委婉地问：书稿预计什么时候完成呢？我这边好安排后续编辑加工工作。如果作者明确给出时间表，太好了，此番过招结束。编辑会调整自身的工作进度，静候收稿。可是，态度好未必等于做事好。当编辑发现作者又一次爽约，或根本没有时间表时，各种花样催稿开始轮番登场了。

大家都是聪明人，何须多言。这时，来自编辑的微信点赞、节日问候，抑或样书、小礼物等，会接踵而至。对作者而言，那可不是编辑忙里偷闲，而是一道道催稿符。

如果还没反应？好吧，趁着哪天出差，编辑可要登门拜访了。或者，请双方共同的熟人带个问候过去。这一招比较厉害！大多数作者还是在乎同行看法的。既然编辑托人带话，不会顺便提到稿件的事吧？还是抓紧交稿，或主动联系编辑一下为妙。

假如仍旧无效？编辑干脆开门见山："某老师，合同约定的交稿时间是某年某月。因总编室要清理选题，如果您确实无法完成，那我们这边可否取消选题？"此言一出，估计再禁得起催的作者，都无法淡定了。是的，接到类似的信息，虽不一定真的会取消合同，至少说明，编辑已经到了忍无可忍的程度。没有十足的理由，咱们还是努力安排时间，完成手头的书稿吧。

需要特别指出的是，如果是成套图书，对稿件进度要求更高。木桶理论表明，一只水桶能装多少水，取决于它最短的那块木板。同理，一套书什么时候能出版，取决于交稿最迟的那一本。敬告每一位有担当的作者，希望您不是整套书中最后交稿的那一位。

好不容易把稿件要到手，编辑该高兴了吧？未必。稿件到手的那一天，其实就是身份转换之时。后面的一段时间，被催稿的不再是作者，而是悄然变成了编辑。

作者催编辑，很多时候，似乎来得更直接。了解出版规律的作者，除非特殊情况，一个月之内是不会催稿的。这时候，催也没用。过了这段安全期，或叫自动保护期，编辑最先接到的，可能是类似的微信或电话：某编辑，我的稿件看过了吗？有什么要修改的吗？面对如此谦虚的作者，编辑自然要坦诚相告：抱歉，最近忙于其他书稿，还没顾上看呢。您先别急，我看过后，如有问题会联系您的。

有时候，对图书编辑出版的周期，个别作者会明显认识不足，以为短时间内就能见书。这时候，多数编辑都会耐心解释，出一本书需要经过哪些流程。有些编辑还会进行类比劝导，"您想，发表一篇千把字的论文，都要至少半年以上时间，何况是一本十几万字的书呢？我们要逐字逐句看好几遍啊。"

过上一段时间，少则一两个月，多则半年。是的，可以是半年。在某些作者看来，或许，编辑已经开始就自己的书稿开展工作了。于是，作者开始单刀直入式催稿。"某编辑，我的书交稿好久了，什么时候能出呢？"面对合理的要求，当然要有实质性回应。"某老师，尊稿已拜读完毕。书稿……（先表扬一番），但有如下问题需要请教……（再提几个需要处理的问题，请作者修改）。"当然，有些编辑不等作者催，会主动进行沟通。如果是近期没安排编辑加工的书稿，常常会找出点问题来，让书稿回到作者手里去，而不是压在自己手上。

超过半年甚至一年，作者的确可以理直气壮催稿了。如果编辑还不把书稿的进程告诉你，你可以采用上面提到的各种方式，将其还给编辑了。而且，有些实力不俗的作者，还会扛出编辑部主任、出版社领导等大小神仙的大旗，"前几天碰到某领导，说我的稿件在您手上"，或"好久没见到某领导了，代我问好吧"。而且，真有作者祭出合同这个杀手锏，说："根据合同，某年某月要出版，再不出，我还是找其他社吧。"到这种时候，请相信，任何编辑都会郑重对待你的书稿了。

毕竟，中医药行业是个文化传统优良的行业，也是很重人情的行业。所有作者与编辑的互相催促、折磨，其实都是为了双方共同的孩子——"图书作品"顺利诞生。这些你来我往的过程，仿佛一段段如歌的行板，终将成为书籍面世的背景音乐，并且回味悠长。

好书凭编辑，送我上青云

千呼万唤始出来。当一本书终于与读者见面，是否就意味着作者可以和编辑说再见，从此相忘于江湖了呢？除了下一讲要提到的宣传、营销等环节，编辑之于作者的意义，远非一本书那么简单。甚至可以说，认识一个优秀的编辑，可能为作者打开一扇全新的门，也不为过。

首先，编辑是收集反馈信息的可靠渠道。多数情况下，中医药学科领域的作者，著书立说是为了学术与文化的传播，因此，希望了解读者的真实评价和回应，以提升自身水平与图书质量。除了通过网站、微信搜集到的信息，作者借助编辑的渠道，也是实现与读者沟通的方式之一。时代的变迁，技术的进步，都没有改变编辑的职业使命——联系作者与读者的桥梁与纽带。而且，由于编辑交际广泛，往往能获得更多有价值、有内容的反馈意见。

其次，编辑能为作者提供新的创作机遇。因于职务便利，编辑在行业政策把握、重要信息获取，以及人脉资源掌握等方面，相比一般作者而言，可谓占据一定的天时、地利与人和优势。这些优势在合适的条件下，有可能转化为参与编写的机会，或新的选题思路。而对作者来讲，有图书写作能力的人，往往一回生二回熟，在创作过程中，随着经验的积累，书稿的总体质量一次比一次高，完全有可能声名鹊起，成名成家。

再次，编辑是作者拓展人脉资源的有力帮手。编辑接触的各类作者，是专业人员学术交流、人际交往不可或缺的宝贵资源。很多时候，微言堪当大意，在与编辑沟通过程中，不少心思细腻的作者能获得学术动态、业界趣闻等有益的信息，或通过编辑的主动引荐，在图书创作的同时，与业内同行尤其是权威专家建立起新的联系，孕育新的合作。

另外，编辑还是学术、文化交流平台的搭建者。图书出版前后，为配合宣传与营销，编辑常策划不同形式的学术活动、专题讲座等，为作者创造亮相的机会。参加类似的活动，作者不仅能为自己的著作站台、造势，还能收获新的学术界、文化界、媒体界朋友。

江山代有才人出，各领风骚数百年。在人类科技文化发展历史上，书籍自产生以来，注定是一场多人参与的综合性活动。作者与编辑，分别作为内容创造与图书出版的核心，其合作的结果往往不是 1+1=2，而是 $1+1 \geqslant 2$。只要彼此尊重，默契配合，互相成就，就能不断谱写中医药传承发展乃至科技文化进步的新篇章。

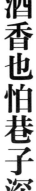

第六讲

酒香也怕巷子深

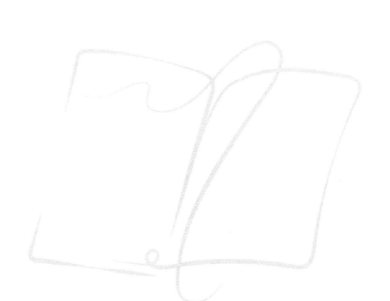

中医药人出书的目的，多数是为了推广自己的思想观点，学术创新。虽有"酒香不怕巷子深"之说，但那是强调图书本身要品质过硬。在出版行业蓬勃发展，新书上市铺天盖地的大环境下，要想得到业界的广泛认可，怎么宣传都不为过。在图书策划领域，有一句流行语，"别让自己的'孩子'裸奔"，讲得就是宣传、营销的重要性。当前，多数出版单位会有专业的人员从事图书营销工作，本人对此也并不擅长，因此仅抛砖引玉，对作者可以介入的内容简要做一介绍。

一朝书问世，乾坤万里春

一本好书的问世，通常能带给读者不同的思想、理念、视角，或行之有效的技术、方法，犹如春风拂面。借用元代王冕《白梅》中的两句诗来形容，可谓"一朝书问世，乾坤万里春"。作为"新生儿"父母的作者和编辑，在激动、欣喜之余，总要在自己的"孩子"降临前后，做一些准备。按照常规，可以在哪些方面有所作为呢？

新书发布会，也叫首发式。对图书来讲，最正规、隆重的登场方式，非新书发布会莫属。之所以很多作者、读者对此不太熟悉，是因为筹备一场新书发布会需要选择天时、地利，对投入的人力（即人和）要求也比较高，所以，很多时候，一般的图书品种都是悄然面世。

要想筹备一场新书发布会，需要做好 5 个方面的准备。

一是天时，就是首发的时机。中医药类重点图书，可以选择重大活动、重要时间节点进行发布，如医院、学校各类庆典，重要学术活动开幕，名家诞辰或逝世纪念日等，作为整个活动的一部分。其优势是高效、便捷，因为这些活动原本就要邀请业内领导、知名专家出席。不足之处是，作为活动的内容之一，在时间、主题等方面明显受限。

首发式也可以单独组织。相较"搭便车"的方式，单独组织优点很明确，如时间相对充裕，可以为到场的专家、嘉宾充分展示各自的感悟提供便利，能允许作者充分的发挥，与到场的读者进行近距离交流等。不足之处是，成本较高，对现场掌控力要求也高，有可能出现冷场、学术争议等情况。

二是地利，即新书发布的场所。一般来讲，场所要依据参加的人数确定，切忌选择局促狭小的空间。场所的安排，还要充分考虑与会人员的住宿、交通、停车等问题，同时兼顾媒体方面的相关需求。

三是人和，主要是邀请哪些人出席。选择合适的人，做合适的事，其实是最难的环节。为此，作者要与编辑或出版方指定的活动策划人密切沟通，根据新书的内容、主题商定嘉宾名单。嘉宾来头太大，有狐假虎威、沽名钓誉之嫌；咖位不到，又恐声势不够，劳民伤财。

四是主题，此乃发布会的灵魂。虽然新书发布会的目的是宣传、推介新书，但吆喝也要讲艺术，有策略。确定一个作者、读者和出版方共同关注的主题，如与图书相关的业界热点、学术难点、讨论焦点等，通过主持人的引导，激发全方位、多角度的思考与互动，是成功组织发布会的关键。即便是搭车召开发布会，也要充分考虑活动主题与图书内容是否协调。

五是过程，即整个仪式的流程设计。一般来讲，新书首发仪式涉及的环节，包括总体策划、嘉宾邀请、现场仪式、媒体追踪、效果分析等。现场仪式，涵盖嘉宾介绍、作者介绍创作感悟、出版方代表讲话、读者发表阅读感言等基本环节。至于媒体报道，是最容易忽视的环节。需要强调的是，媒体视角作为发布会功能的延伸，对于扩大宣传效应、激发阅读与购买兴趣，具有不可估量的作用，必须引起读者、编者的共同关注。

新书发布会，包括线下、线上（如电商、课程平台）等不同形式，可以由出版方、电商和有关平台等组织发起，但于作者而言，绝非袖手旁观或亮相、参与那么简单。有能力的作者，最好充分调动自身资源，深度介入，甚至发挥主场优势，承担起发起人、组织者的责任。要想图书卖得好，作者贡献不可少。

公益活动，是图书宣传的大好时机。公益，顾名思义，讲究公共利益，简单说，就是为人民服务。书籍作为精神产品，固然有它追求经济效益的一面，但是，社会效益是其精神文化层面不可或缺的价值体现。因此，参加公益活动，既是图书宣传的有效途径，也是不可错失的良机。

对科普文化类图书而言，公益活动相对较多。如一本护士职业病中医药防治的科普书，选择与护士节公益活动结合，往往能获得目标人群的关注；而少儿推拿类科普著作，则要充分关注"六一"儿童节、少儿季节相关性疾病等时机，设计或参与适合自身内容的公益活动。

有作者会说，中医药专业书籍，参加公益活动的机会不多吧？其实，机会本就是因人而异的。机会，在有准备的人眼里，才称其为机会。没有机会，还可以创造机会，为自己的图书铺路搭桥。特别是公益活动，因为强调奉献，不计回报，更是不可多得的良机。如一位作者，选择本人专业领域的一次学术论坛，将自己的新作免费赠送给每一位参会人员。对参会者来讲，这就是一次小型公益活动。论坛现场，不少人围住作者索要签名。没拿到书的参会人员，有些甚至立刻进行了网购。当然，类似活动要考虑的细节问题很多，如赠书成本由谁支付、投放范围如何界定等，均需作者与出版方事先协商一致。

媒体连载，可以安排在出书前后，分全文连载和部分连载两种形式。

出书之前的连载，主要由作者主导，甚至有的在作者创作之初就开始了。有时候，作者本没有出版的打算，只是为了表达自己零金碎玉的感想、观点，随手发布在论坛、博客、微博、公众号等自媒体上。在得到读者认可后，信心逐渐增强，转而想到出版，或被游走于媒体之间的编辑偶然发现，于是正式进入出版环节。

前面提到的《问中医几度秋凉》《杏林集叶》等作品，都是在连载阶段就积累了较高的人气，而且，很多粉丝在书籍出版后，纷纷转身变成了读者。当然，也有一些在连载时表现不俗的书稿，正式出版后并未能继续先前的辉煌。究其原因，可能与内容零散、吸引力不够有关。还是那句话，来自读者的检验，才是真正的检验。凡是舍得为一本书掏钱买单的读者，才是真正的粉丝。

出版前的连载，在未成稿之前，作者可以根据读者意见，及时修改有关内容，使之与目标读者的预期更加吻合。同时，在签署出版合同后，还有继续吸粉、提前预热等作用。需要注意的是，作者要有一定的著作权意识，最好在醒目位置标注"原创"字样，并注明"未经同意谢绝转载"等。如非特别必要，还是以不提供全文连载为好。全媒体时代，网络侵权的风险不得不防范。

图书出版后的连载，更主要是为了扩大书籍的影响，可以由作者和出版方同时进行。连载的最好方式，在于选择合适的媒体与目标受众，有针对性地进行。按编辑的职业习惯，一般会在图书上市前后，充分利用出版单位和个人的宣传渠道，安排一定内容的连载。与此同时，作者可以配合编辑的宣传策略，进行转发，或利用自身资源，给予同步推送。

这个过程中，连载的关键不在数量，而重在质量。图书的作者，因为对全书最熟悉，在连载内容的选择上责无旁贷。当然，也可在与编辑沟通的基础上，选取书籍的精华部分进行连载，对于吸引读者，常常起到事半功倍的效果。

王婆卖瓜少自夸

从小到大，关于自我宣传，我们听的最多的一句话，大概是"王婆卖瓜，自卖自夸"。的确，无论从情感还是事实出发，自卖自夸都是有道理的。

一部文艺作品，要想感动别人，先要感动自己。同理，科技文化类作品，要想说服别人，说服自己也是第一位的。事实也是这样，图书的作者，肯定对自己的观点、内容最熟悉，也更能抓住要领，因而能夸到点子上。至于那些"装帧精良""语言流畅""内容实用"之类的泛泛之词，放之四海而皆准，既不适合作者自夸，也起不到多少实质作用，还是留给旁人去用吧。

那么，图书的各种宣传，是否都以作者亲自上阵为最好呢？其实并不尽然。适当的自我宣传，毫无疑问，有扩大图书影响力的作用。即使有一定程度的学术争议，对于促进销量也是有帮助的。但过多、过度的自我宣传，则难免夜郎自大、孤芳自赏之嫌。甚至，还有可能招致读者的反感，或个别不怀好意者的吹毛求疵，乃至攻讦。因此，图书营销阶段，来自作者方面的宣传应有所节制，适可而止。很多时候，出自他人之口的赞誉，反而能一句顶一万句。

自古以来，按照国人的心理习惯，夸赞他人作品的各种好词佳句不胜枚举，而自我表白的语言，大多是谦虚而低调的。与其自卖自夸，何不巧借他人之力？

当前，信息时代也是流量时代。我国 14 亿人口中，大约有 10 亿微信月活跃用户。这是个什么概念呢？简单来说，就是有大概 10 亿人每个月要使用微信与微友进行在线互动。注意，这只是微信。其他如网站、微博等，则另有相应数量的活跃用户。并且，目前国内大约有超过两千万个微信公众号。举这两个数据是希望说明，信息时代为中医药图书宣传提供了空前的好机遇。不同类型、不同风格的作者，总能借助各种渠道，找到一部分懂你的读者。因为，信息时代也是一个孤独的时代，我们需要知识文化，需要志趣相投，更需要情感共鸣。

就图书宣传来讲，**自媒体**的力量尤其值得用心发掘。除了作者的自我宣传，出版方的官网、官微，一张封面图片，一句走心的宣传语，一条默默转发的书讯，通过编辑的微信、微博，乃至双方同事、亲友的各种自媒体，稍加引导与互动，就有可能收到呈几何倍数增长的宣传效果。自己说好未必好，他人说好才是真的好。

编辑荐书，相对于各种灵活多变的自媒体宣传来讲，要郑重、精准得多。最常见的编辑荐书渠道，包括图书封面、出版单位和各大图书售卖网站、行业报刊、专业论坛，以及各出版单位官方营销号等。编辑推荐的形式，可以是简明扼要的内容简介，直指人心的妙语点评，发人深省的启发式提问，还可以是严谨精到的学术点评，抑或亦庄亦谐的幕后故事。总体上，编辑是除了作者以外，对书稿最了解的那个人，甚至，得益于职业需求和日积月累的修炼，很多编辑的归纳、提炼和抓取市场热点的能力要胜于作者。如果你的编辑工作繁忙，或不够勤快，请务必及时提醒对方。

曾经有一段时间，在每一本自我评价还不错的图书出版前后，我为自己定了三项必须完成的任务。一是荐书贴，主要介绍书的内容、特色观点、作者履历等，有时穿插一两件与书籍相关的小故事。大多在图书开印前后，发到几个中医药人员比较关注的网站，如丁香园、岐黄中医论坛等，现在一般在出版社自有的公众号上。二是图书封面，一般单独发，有时附在荐书贴后面。这时书已经下厂开印，或刚拿到样书。最好给封面高清图或立面图，别舍不得。至少，网站读者要看得清宣传语、作者等关键信息。三是个人感悟。有话则长，无话则短，但都言必有中。有时偷懒，干脆贴几段精彩书摘。这次的时间点最好选在图书上市之后，因为有的作者看了会直接去购买。

其实，对编辑来讲，为一本好书做推荐，也是一个自我展示和提升的过程。更何况，图书本就是作者与编辑共同的劳动成果。编辑荐书，责无旁贷。

名家书评，是比编辑荐书更为隆重的一种图书宣传策略。这里的名家，可以是学问、影响力在作者之上的学术权威，也可以是某一领域的名人。总之，只要是可能对目标读者的购买欲望产生影响的人，都可以列入邀请范畴。

从司马迁《史记》对历史人物、事件的评价，到东汉末年的月旦评，再到历代名家对人、事、书的点评，名家点评在中华历史文化发展史上可谓星光熠熠，金句迭出。相对于作者和编辑，名家是严格意义上的旁人，即利益非直接相关者。名家的意见，可借助其在学术、身份、人气上的优势，影响更多的人。其次，名家的入细点评，注意不是泛泛而评，更容易为一本书定性、定调，因此具有更强大的说服力。

名家书评，可以通过文字、访谈等形式呈现，可以严肃、正规地写一篇或长或短的文章，还可以或庄重或随意地从言谈间自然流露。任何一种形式，都以言之有物、入情入理为最佳状态。

交际广泛的作者，在为自己的作品谋划名家点评时，千万不可一味追求名人效应，而要选择自己真正了解的名家，特别要关注那些思想独立、文笔流畅者。而且，只有郑重邀请，才能体现自身珍视程度，进而获得对方足够的重视，达到预期的效果。

顺便提一下，有能力进行图书创作的作者，如有幸接到为他人作品点评的邀请，最好在认真研读后再动笔。即使日理万机，无暇细读，也要用心浏览作品目录，择要选读部分章节。文以载道，言必有理。如非做好功课，恐难以进行言辞恳切、丝丝入扣的点评。那些空泛的吹捧、无原则的夸赞，就像水中皓月、镜中繁花，纵然悦人一时，终究是虚幻一场。于书于己，意义何在？

莫道不相识，语惊四座人

中医药图书的作者，大致可分为两类：一类是行业知名专家，如全国屈指可数的业界泰斗、国医大师等；另一类，包括了作者队伍的大多数，仅在某一学科范围内有一定影响力，或除了家人、亲友和单位同事，业内很少有人知晓的普通从业者。

不管是名家出新作，还是绝大多数同道的作品，若想更多地为人所知，都需要通过一定的宣传带动。当前，各种自媒体形式花样翻新，在诸多图书营销方式里，社群营销、直播带货等生动、直观的宣传方式为科普文化类图书营销增添了活力。而对学术图书来讲，效果最直接，也最值得期待的，非会议、读书会莫属。

各类会议，既是业界交流的优质平台，也可为作者与读者亲密接触提供良机。将会议作为图书宣传的舞台，需要注意四个细节。

一要**因人而异**。名家或其传承人，受到主办方邀请的机会较多，甚至要提前几个月预约，激烈竞争。一般的作者，可能机会相对少些。但无论是谁，即便有机会登台授课，也要因人而异。一般来讲，每个人的表达能力，分为口头表达和书面表达两种。现实中，有既能说又会写的全能型作者，也不乏不善言辞的内秀型作者。

有独到的思想观点，且临证经验丰富，通过书面语表达出来，行文流畅，就是优秀的图书。如果作者再能说会道，出口成章，自然是相得益彰，锦上添花。问题是，不少内秀的作者，经过字斟句酌，写出来的东西文笔生动，逻辑严密，但由于缺乏授课经验，坐到讲台上，未必能收放自如。因此，凡是自以为口才了得的作者，如果遇到学术会议的交流机会，请务必珍惜。不管是书中精彩论点的集中阐释，还是蜻蜓点水式地介绍一下书名，都要利用好这一"假公济私"的机会，将自己的大作广而告之。当然，对于不善言辞的内秀型作者，还是慎重为妙。

二是**因会制宜**。当前，中医药会议琳琅满目，但因主办方、主题、时间、地点等不同，质量也是参差不齐。对于作者来讲，好不容易有宣传自己作品的机会，岂不是多多益善？事实并非如此。为避免良莠不分、饥不择食地走马灯式参会，作者还是要精心选择。一般情况下，规格高、主题明确的学术会议，其业内影响、宣传手段等明显占据优势。尤其是学术会议的主题，如与书的内容相关，即便作者在没有接到授课邀请的情况下，也可试着联系相关负责人，努力争取大会交流的机会。当然，我们并不提倡那种为了亮相而亮相，为了宣传而参会的做法。毕竟，这只是一种扩大影响、增加交流的方式。真正吸引人的，还是书的内容。

三要**方式巧妙**。会议是传播、推广作者思想观点的大好时机，但很多时候，受会议时间、流程的限制，作者未必能够如愿获得登台交流的机会。类似情况下，自然不能强求。退而求其次，推介自己的作品还有其他方式。如可以向主要参会专家、报告人乃至参会人员赠书，说不定借他们之口，也能起到很好的宣传作用。而且，相比作者自己推介，效果未必差。可以联络会务人员，在会场内外合适的场所进行样书展示。如参会人员有需要，还可以考虑提供作者签名等。需要提醒作者的是，咱毕竟是客场作战，不宜反客为主，或喧宾夺主，将会场变成新书发布会现场。

四要**控制成本**。任何不假思考、不计成本的图书宣传方式，都是不理智的。借会议一方宝地，行图书营销之便，是作者与编辑营销智慧的体现，但一定要预先估算好成本。无论是作者授课，还是赠书、展示，可能会涉及差旅、会议、场所等费用成本，以及相关的沟通、人力、时间成本等。因此，在确定相关活动方案之前，作者需要和出版方、编辑紧密配合，妥善协调，充分调动各方资源，在合理控制成本的基础上，争取最佳宣传效果。

当某位作者借助一次会议语惊四座，一炮打响，邀约不断时，当某位专家偶然提到一本业内新书，听者有心，会后去购买时，当某位编辑借大会交流之便，介绍自己策划某种新书的内心感悟时，很多听众或旁观者经常以为，他们真的很幸运，遇到了这么好的宣传机会，真是无心插柳柳成荫。其实，所有的机遇，只会垂青有准备、且准备充分的人。那些作者挑灯夜战、呕心沥血的夜晚，那些编辑苦心孤诣、精益求精的努力，都是一本书畅销背后的秘密。很多时候，人有多努力，就有多幸运。

淡妆浓抹要相宜

近年来，随着大众健康需求深入人心，各级电台、电视台会根据目标受众的具体需求，开设中医药养生、保健和文化传播类栏目。

中医药图书，特别是大众健康和养生文化类图书，因为内容通俗，能满足不同人群的保健防病、精神文化需求，日益成为影视节目策划的关注点之一，图书作者受邀录制相关节目的概率明显增加。从现有内容来看，与中医药图书相关的广播、电视节目可以分为三类。

首先，**专栏类节目**，包括大众健康、中医养生、常见疾病防治、中医药文化等内容。除了作者的专业资质外，一般广播类节目对口语表达能力要求较高。不善言辞、地方口音浓重的作者，在这方面明显受限。电视类节目，除语言天赋外，对嘉宾的形象、应变能力等，均有一定的要求。并且，最为重要的是，没有一定的影响力和人脉资源，节目制片人或策划者何以能从茫茫人海中发掘出某位作者呢？很多时候，参与广播、电视节目制作，还是要靠一定机缘的。如果有相关的资源、信息，作者可得好好珍惜，充分利用。

当年，曲黎敏教授在多家电视台交替亮相，对于传播中医养生理念、推广中医药文化和带动养生保健类图书销售，还是起到了积极作用。时隔多年，当中医药界诸位名家、新秀走进《百家讲坛》《中华医药》《养生堂》等栏目，成为老百姓口耳相传的名人时，我们不应该忘记，这个过程中业界的种种争议与思考。内容，特别是图书的内容，不应被各种花样翻新的呈现形式所影响。无论如何，作者借助广播、电视宣传个人或图书时，都要绷紧内容与质量这根弦。

其次，**新闻类节目**，包括新闻报道和专题访谈。受节目性质影响，准确性、时效性和针对性是这类节目的基本要求。因此，大多与中医药书籍相关的新闻，是作为领导或专家访谈、重大活动报道或重点新书发布的一部分。即便如此，对于大多数图书来讲，能在相关报道中出现已经是一种奢侈，更何况专题报道。令人欣慰的是，地方广播电视台的新闻类节目，也是不可多得的图书宣传方式。特别是在策划图书相关活动前，各类媒体的邀请也是一门大学问。寄希望于权威专家、作者，利用好广播电视的新闻媒介，作为宣传推广相关图书的有力手段。

另外，**影视作品**也是与图书有关的一类节目。当前，在所有图书品种中，文学类图书是与影视作品结合最为密切的。不管是先于影视作品出版，还是紧跟影视的脚步上市，与之配套的文学图书的运作方式，为中医药文化类图书提供了很好的借鉴。

　　《大宅门》《老中医》等作品，虽然是以中医药为主线，以中医药名人为主人公，但在创作与出版领域，中医药人的参与度并不高。除了从专业角度提点建议，中医药人能做的，只是奉献我们的热情与掌声。在中医药出版界，此类成功的案例实在乏善可陈。虽有个别勇敢的尝试，因为种种原因，未能实现中医药影视与图书的完美结合。或许不远的将来，在中华民族伟大复兴的大背景下，中医药人中能涌现出少数构思、文笔俱佳的作者，创作、出版出属于中医人自己的文学和影视作品。

　　以上三类节目，虽有助力图书宣传、发行的作用，但并非怎么做都是好的。不管淡妆还是浓抹，总要以"相宜"为好。特别是中医界，以中正平和为最佳状态。与之相应，作者的思想、言谈，图书的内容、宣传，总以不偏不倚、不温不火、恰到好处为上。

附

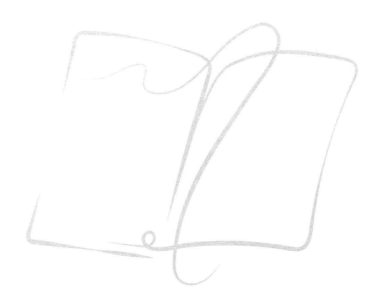

君子协定话合同

合同，古代叫契约、盟约。"死生契阔，与子成说"，说的就是战友间口头立下契约。用现代语言讲，合同是当事双方或三方设立、变更、终止民事关系的协议。就图书出版相关事项签署的协议，是为出版合同。从法律角度来讲，合同是有强制力的协定。然而，出版领域特别是中医药图书出版领域的合同，更主要是基于信任、靠签署各方的品德约束，来自觉履行和完成的，因此，更像君子协定。

作者出书，签署出版合同是必不可少的环节之一。因此，读懂合同的要点，领会文字后的实质性约定，是切实履行相关方责、权、利的前提。

一、合同主体

合同主体，指人的因素，大多是作者或著作权人、出版方双方。多人参与创作的作品，常由作品主要负责人如主编做代表，就合同相关事宜与出版方接洽，并签署合同。某些特殊情况下，如委托作品、职务作品等，合同可以由三方共同签署。

二、合同对象

合同对象，是事物本身，即出版物。具体来说，可以是单本著作，也可以是丛书或套书。需要注意的是，后者往往在合同内文明确各分册名称，或另行附件说明。

三、合同内容

合同内容，包括双方或三方各自的责、权、利，是合同的核心部分。很多作者看到出版方的制式合同，密密麻麻好几页，常有不得要领之感。其实，解读合同只要抓住要点，并不复杂。

在此之前，有必要先解释一下制式合同。所谓制式合同，又叫格式合同、定型合同，是由当事一方预先拟定条款，对方只需表示同意或不同意的合同。出版制式合同，大多由出版方拟定，编辑补充可变因素，如著作基本信息、双方联系方式、交稿日期、稿费等。这些可变因素，对具体某一部（套）书稿来讲，正是核心要素，需要作者擦亮眼睛，明察秋毫。

除此以外，有必要详细解释的是作者方的责、权、利。这部分是最容易被忽略或轻视的，也是一本书稿质量的基本保证，甚至是双方或三方愉快合作的基础。

1. 责

责，指合同相关各方的责任。

出版方的责任，简单来说，就是在一定期限内，保质保量完成书稿的编辑出版，并做好发行工作。

作者方的责任，为方便理解，我将其分为三档，分别进行概括。

低标准，就是在没有政治性、宗教性、科学性等问题的前提下，基本保证书稿质量，并交稿。

这里的政治性、宗教性、科学性问题，请作者务必注意，是很重要的。在介绍编辑职业素养时，我们曾经提到过。其实，身为作者，这些问题也是必须注意的。否则，真有可能"坑人"没商量。

基本保证书稿质量，是一本书交稿的最低要求，具体来讲，有三个方面的含义。

一是保证原创，以不抄袭为底线。有作者会想，这就不消说了吧？不，必须要说。很多时候，一些作者把握不好原创与抄袭的界限。不是作者不想把握，而是因为"合理引用"这一说法的存在。特别是一些编写性工作，原本就要引用他人观点、文章。关于这一点，最简单的判别方法就是：连续引用不能超过200字。否则，就是抄袭。

二是无内容（照片、图片、表格）侵权纠纷。这一点，看似与上一条重复，其实不然。不少作者记住了何谓抄袭，并使出浑身解数去避免，但在行文中，如果不使用他人的照片、图片、表格等内容，确实无法表述清晰、合理。这种尴尬情况下，如何躲开著作权纠纷的陷阱呢？最好的化解方法，是亲自动手，拍照、作图、制表。如果不得不引用，你需要做的是，在相应位置标明资料来源，引自某人的哪篇文章、哪本书等信息。另外，对于应用中药照片的，要特别注意来源，最好能自己拍摄。

三是稿件齐、清、定。这一点，看似简单，要想做到位，却并不容易。齐，是说稿件齐全，不缺内容。清，需要做到思路清晰，论述明白，照片、图片清楚。定，即不再有大的结构性改动。很多时候，作者在交稿后，觉得自己某个细节论述不够清晰，或个别字句可以再精准点，于是，朝也改来夕又替。这种做法，对提升书稿质量是好事，但绝不是编辑所期望的。因此，作者在交稿前，最好留一段相对集中的时间打磨书稿，一气呵成。一旦交稿，就要尽量做到果断"断舍离"，即斩断强迫性追求完美的情绪，舍得留一点遗憾，离书稿远一点。

至于交稿，就是能交上稿件。每一个编辑，都有可能遇到交不上稿的作者。尽管千呼万唤，书稿就是交不出来。碰到这种情况，出版方该怎么办？难道依照合同，去起诉作者吗？更多时候，恐怕只能是"此恨绵绵无绝期"，或不了了之了。这样看来，能交上稿的作者，姑且不论质量如何，终归是善始善终，担得起一个"赞"字的。

中标准，是在满足低标准所有条件的同时，尽量优化书稿质量，并按时交稿。简单来讲，就是作者所交的书稿，基本没有学术性、框架性和体例性问题，且语句通顺。这一点，看似简单，实际上，能做到还是不容易的。

特别是框架性和体例性问题，是很多编辑在收稿后首先关注的。一旦发现类似情况，通常都要退还作者进行修改。

有的作者认为，体例是编辑的职责范畴，其实不然。我们在前面，曾将作者与编辑的工作比喻为接力跑。这里的体例调整，其实类似于接力区的跟跑。如果编辑有时间，并乐于承接这项工作，当然可以由编辑来完成；但是，如果编辑仅仅提出修改意见，请作者自行统一体例，也完全是合情合理的要求。

按时交稿，体现了作者的时间观念和契约意识。只有作者按时交稿，整个选题计划才能如期进行，才能为书稿编辑加工预留必要的时间，才能为书稿整体质量提供保证。

高标准，则是在完成中标准要求的基础上，努力追求书稿品质，并尽可能提供设计元素和宣传信息。

书稿品质，是一个相对笼统的概念。所谓高品质书稿，除了没有大的问题外，一般原则性错误或者说"硬伤"，也是较少的。这不仅考验作者的学术水平、责任心，更重要的是，体现了作者的语文功底。是的，所有经历过高考的中医药同道，都具备一定的语文常识，可实际应用到写作中，还是要格外小心的。不管是语法、字词，还是标点、修辞，这些中学阶段必考的内容，在一本书稿的测试下，还能不能及格可谓一览无余。编辑中流传着一句话，说碰到一本好的书稿，就像过年一样。一年三百六十五天，过年的时间还是屈指可数的。于是，在所有书稿中，高品质的书稿能有多少，就无需多言了。

设计元素和宣传信息，我们前面都介绍过，体现了作者的文学修养、审美能力。希望作者提供这些内容，并非编辑偷懒，更主要是希望在最大程度上满足作者的期许。妍媸美丑，本就没有客观标准，仁智之见，岂能一概而论。借助作者提供的相关素材，编辑和设计人员可更好地领会作者意图，从而减少沟通成本，提高合作的默契程度。

2. 权

一本书的出版合同，明确了作者的著作权、署名权、对修改的知情同意权和获得报酬权。这既是对作者创造性劳动的尊重，也是维护作者权益的保护性条款。

著作权，也叫版权，属于知识产权的一种，具有无形、专有、时间性、地域性等特征。需要特别说明的是，著作权属于作者的时间，讲的是永久性的署名权和有限期的财产权。也就是说，著作权的个别事项，需要通过合同具体条款来约定。通常，一本书的出版合同，常规有效期为 10 年，个别品种可以约定为 3 年或 5 年。地域性，一般指的是合同约定限于我国大陆范围内，不包括港、澳、台地区。凡是涉及国际间的出版行为，需要单独约定。

署名权，包括作者是否署名、署什么名两个方面。关于如何署名，第四讲已经涉及，不再赘述。

对修改的**知情同意权**，是指出版方编辑人员有对书稿修改加工的权利。编辑的基本工作原则是，改必有据。当然，很多情况下，对书稿的润饰还是一个美化提高的过程。出于对作者的尊重，编辑会将红样提供给作者确认。这时，作者有接受和拒绝修改的权利。当然，如果是非改不可的内容，还是要遵循国家编辑出版相关规定，强制修改的。

获得报酬权，是作者本人或作者的继承人依法享有的财权。作者在世期间，该项权利由作者本人享有。作者去世 50 年内，获得报酬权由作者的继承人依法享有。这项权利，在中医药著作出版过程中，是绝对不可忽略的。如有个别作者、出版单位，在明知某位名老中医过世不足50 年，著作权尚在保护期，且其弟子、后人均未失联的情况下，将其著作出版，同时挂上自己的名字，美其名曰"学术传承"，显然是有违《著作权法》的。学术无价，书有价。市场经济环境下，在合理范围内追求效益本无可厚非，但也要持良心，求安心。

3. 利

利，包括物质利益和精神利益。物质利益指作者依据合同约定，应该获取的稿费、样书及相关分成等。精神利益是作者经由图书作品获得的名誉权、业内认可度等。

稿费，也叫稿酬，是最能体现作者劳动价值的报酬所在。常规的稿费支付方式有三种：

第一种是版税，即图书定价 × 销售册数 × 税率。中医药图书的稿费税率，一般为 6% ～ 10%。个别作品，可以根据原创比例，略有浮动，或根据市场销售情况，实行阶梯版税。对作者和出版方来讲，通过版税计算稿费，是最能体现公平、效率原则的支付方式。需要说明的是，用于公益事业的销售数，无需支付稿酬。

第二种是一次性稿酬，也叫千字稿酬。2014年国家版权局《使用文字作品支付报酬办法》规定，原创作品的基本稿酬标准为 80 ～ 300 元 / 千字。即总体字数（千字）×基本稿酬。由于对作品的销售预期不明确，采用千字稿酬的计费方式，对合同各方利益均存在很大变数。

第三种是基本稿酬加印数稿酬。合同各方也可在协商一致前提下，确定起付稿费的基本印数，并就稿费标准做出具体约定。

样书，原本是图书大批量出厂前交编辑检查的样品。随着印制工艺的改进，样书的含义也有了新的变化。给作者的样书，一般与正式销售的图书并无差别。当然，为图书生产安全起见，仍然沿用了"样书"这一名称。作者拿到样书，如果发现确有原则性问题，可以与编辑沟通，要求采取相关措施。当然，那些无质量问题的样书，就成了出版方赠送给作者的样品。

大多数情况下，给作者的样书不会超过 10 册。如有必要，譬如编委会成员已超过 10 人，可以在合同内就样书数量做出具体约定。凡是超出合同约定的样书，理论上都是要付费购买的。特别是大部头、制作精良的图书，本就价值不菲。合同上的数字，其实就是真金白银。虽然是细枝末节，还是要作者引起注意。

分 成，指基于原作品产生的其他经济效益，合同各方拥有共享权。如图书版权贸易、图书改编、电子书销售等，因合同无关方使用相关内容，可能带来一定的收益。作者作为图书创作方，当然享有获得报酬的权利。

如果是三方合同，涉及的第三方，可能是与书稿有关的单位和个人，合同里也会就其责、权、利做出相应约定。如名老中医经验整理类书籍，因老中医已故去，或年事已高，其本人或家属同意授权其他人进行整理，并出版相应著作。这时，老中医本人或其著作权继承人（一般为其后人），可以出版知情同意书或作为第三方，签署出版合同。合同中的基本条款，应包括以下内容：第三方知情并同意书稿整理出版相关事宜；第三方有责任配合提供相关资料，如文稿、照片、信函等；第三方享有作品的署名权、部分著作权及获取部分稿费的权利等。

君子爱财，取之有道

梳理完图书出版合同的核心要素，有人会发现，这是一份投入与产出不太成比例的约定。作者的创作过程，少说几个月，多则几年甚至十几年，合同规定了各种责任，权和利却相对单薄。

这样说，有一定道理，其实也不尽然。因为，大多数中医药同道出书的目的，根本就不是为了钱。在他们看来，对学术的传承、争鸣，对知识、文化、健康理念的传播，以及在此过程中获得的满足感和成就感，是根本无法用金钱来衡量的。的确如此，很多中医药同仁不缺钱，更羞于谈钱，但是，从沟通角度出发，我们还是要就钱的问题，主要是稿费分发问题，单独做一番交代。之所以专门谈到稿费问题，不仅因为这是出版合同的核心要素，而且，能否妥善处理，关系到作者、编辑和出版方多人的关系、声誉等，不容忽视。毕竟，君子爱财，取之有道。

一般来讲，只要作者超过一个人的图书，都会涉及稿费分发。也就是说，作为图书负责人或作者代表，与出版单位签订出版合同的那个人，你无法回避稿费分配这件事。或许，你不看重这点身外之物，可并非所有作者都不看重。

亲兄弟明算账，好伙伴也要明算账。稿费可多可少，但切莫等闲视之。无论过去、现在，还是将来，因为稿费处理不当，嫌隙暗生或反目成仇的案例，都不会消失。

厘清稿费，需要做到三点。一是合理分发，二是及时到账，三是合理避税。

合理分发，意味着按劳分配，论功行赏。做编辑期间，我曾多次面对不同主编的同一问题：怎样分稿费才合理？个人看法是，版税形式的稿费，因为按年度（一般以图书出版时间为周期）计算，首次分发最好按编写字数，此后可以灵活掌握。

以教材为例，首次分发需要主编提供编写分工，并依此计算版面字数。值得提醒的是，不要忽略了承担统稿、图表绘制、索引提取等工作的有关人员。第二年度乃至以后，可以按推销、使用的册数来作为评价贡献的指标，也就是分发稿费的依据。

对于非教材类图书，可以参照教材做法，也可根据读者反馈，酌情确定分配数量。如在出版后发现学术、表述等问题的部分，适当减少相关作者的稿费，也是不乏先例的。总之，图书主编或负责人，既有分发稿费的权利，也有尽可能做到公平、公正，让大多数编写成员满意的义务。

及时到账，是一个双向性说法。由于出版社或编辑原因造成的稿费拖欠，或延迟发放，作者尽管理直气壮去催。但由于主编或负责人忙碌、疏忽引起的稿费拖欠，也要尽量避免。还有的时候，因为个别作者提供账号不及时，或账号错误，也可能耽误整个编写团队的稿费发放。这种情况下，要想处理好问题，没有诀窍，只有反复沟通，用心、再用心。

合理避税，关键在合理。依法纳税是每个公民应尽的义务，而合理避税是依法而行的权利。作为图书主编或负责人，当责任编辑要求你提供稿费分配明细时，不是人家有意关注你的隐私或处理细节，大多数情况下，是在帮你和你的团组成员合理避税。个人所得税的算法，无需解释，分而担之的小技巧谁都明白。

锦上添花易，雪中送炭难

稿费是出版方要支付给作者的费用，那么，有没有作者要支付给出版方的费用呢？当然，也可能会有。那就是出版费用。

不同作者，询问出版费用的方式五花八门。比较含蓄的作者会说：我需要做哪些准备？或出版社有什么条件？编辑有什么要求？直白一些的作者，可能抛出一个很直白的问题：书号多少钱一个？

首先要声名的是，书号，即国际标准书号（International Standard Book Number, 简称 ISBN），就像人的身份证号码，是书的合法身份标识，本身没有定价。并且，国家没有给任何单位、任何个人售卖书号的权利。

书号属配给资源，由国家出版管理部门分配给有图书出版资质的单位。出版单位在自己业务范围内，凡是经过选题论证、编辑加工后，符合国家出版要求的书稿，可以理直气壮地向国家有关部门申领书号。

虽然书号没有成本，但一本书的出版过程需要各种成本，在图书定价部分，我们做过介绍。因此，对于那些市场预期平平，尤其是销售收入可能无法冲抵出版成本，而作者又有出版需求的图书选题，收取一定出版费用，也是市场经济规律的真实体现。毕竟，出版单位已不再是事业体制，企业要生存，成本与利润是不可回避的基本规律。

图书作为一种精神文化产品，在满足基本印制需求的基础上，经过精良的设计、印制，借助上乘的纸张，可进一步提升其文化品质，满足读者的审美、品位需求。如果此时，作者方面能提供一定的资金支持，无疑有助于作品的收支平衡。事实上，很多国家和地方立项的研究项目、中医药学术传承工作室等，在经费拨付时，也的确包含了图书出版相关的费用。取之于民，用之于民，是理所应当的事情。

另外，为支持出版事业健康、持续发展，国家有关部门还专门设立了出版基金，比较著名的有国家出版基金、国家科学技术学术著作出版基金、华夏英才基金等。

国家出版基金，设立于 2007 年，是继国家自然科学基金、国家社会科学基金之后的第三大国家设立的基金，由国家出版基金管理委员会负责管理，专门用于支持优秀公益性出版物出版工作。中医药领域的图书，在历年出版基金申报中，均有所斩获。需要强调的是，国家出版基金只接受出版单位申报，不接受个人或其他单位申请。

要想获得国家出版基金的资助，至少需要满足三个条件。一是选题在出版单位列入出版计划；二是有重要学术价值；三是稿件完成率不低于 60%。随着国家对中医药重视程度的提升，那些确有独到价值的重大选题，极有可能获得国家出版基金的青睐。有实力的大牌作者，可以留意每年的国家出版基金申报指南，未雨绸缪，以免渴而掘井、斗而铸锥的被动局面。

国家科学技术学术著作出版基金，简称学术著作出版基金，创建于 1997 年，是为资助自然科学和技术科学方面优秀的、重要的学术著作出版而设。由国家科委、财政部、新闻出版署委托国家科学技术学术著作出版基金委员会进行管理，其申请时间一般为上一年的 8 月 1 日至 9 月 30 日受理下一年度的项目。

华夏英才基金，设立于 1997 年，是在中共中央统战部和有关部门支持下设立的专项基金，面向民主党派和无党派人士中的科、教、文、卫界高级专家，支持出版学术著作，开展学术交流与合作。

另外，很多国家级、省部级研究项目中，也都有资助中医药图书出版的相关计划。这些项目资助的研究成果，在相关图书的醒目位置，如封面、内封等处，印制项目名称或图标，既支持了中医药学术传承、传播，也是对项目的有力宣传，可谓两全其美。

值得注意的是，上述种种资金，关注的大多是名家、名著，某种程度上，目的是锦上添花。一本普通图书，要想获得有关方面的支持，是有难度的。不过，天无绝人之路，信息手段的改进，也为掌握优秀内容的"草根"作者提供了筹集出版费用的新渠道。比如近几年方兴未艾的众筹方式。

众筹出书，是面向对某个创意或部分内容感兴趣的网友，发起共同筹集出版经费的活动。众筹既不是投资，也不是捐助，而是通过资金支持的显示，表达对作者知识、观点的高度认同。众筹出书的优势在于，不仅能化解筹集出版经费的困难，还可以提前解决图书的销售问题。

面对众筹出书这一新鲜事物，中医药作者和读者，大多持观望态度。而分析这一现象，就要回到出书这件事本身，冷静拷问自己的初心：著书立说为哪般？如果是为了传达作者观点，传播实践感悟，且内容有特色，方法够实用，那么，这种雪中送炭式的出书方式，又何妨拿来一试呢？

积薪高于山，焉用先后别

图书出版既是一个独立的专业领域，也是文化传承、科技发展的重要标志。如何对一本书进行评价？相对权威的途径之一是图书奖项。北京师范大学曾就国内外图书奖项及其在全民阅读中的影响力做过专门调查分析，发现不同职业、年龄、性别等对图书奖项的认知差别很大，说明完善图书评奖机制、加强获奖图书宣传等，可在一定程度上引导国民阅读习惯和图书选择趋势。

就专业性较强的中医类图书而言，能与受众广泛的自然、社科类图书同台竞技，角逐某个奖项，本身已属不易，如能在众多出版物中脱颖而出，在奖项上有所斩获，自然是一份殊荣。不管是编辑，还是中医图书作者，没有扎实的专业素养和足够好的运气，恐怕很难与图书奖项结缘。

中医类图书可以申请的图书奖项，包括中国出版政府奖、中华优秀出版物奖、国家图书馆文津图书奖、全国优秀科普作品奖等。随着网络阅读和电商平台的发展，年度中国好书、年度影响力好书、豆瓣读书年度好书推荐排行榜等，也逐渐为大众和专业读者熟知，并成为编辑、作者向往和共同努力的目标之一。下面仅就几个在业界影响力大、公信度高的奖项进行介绍。

中国出版政府奖，是我国新闻出版领域的最高奖，每3年评选一次，至今已揭晓五届。中国出版政府奖目前下设7个子奖项，分别为图书奖、期刊奖、音像电子网络出版物奖、印刷复制奖、装帧设计奖、先进出版单位奖、优秀出版人物（优秀编辑）。另外，中国出版政府奖提名奖还涵盖图书、期刊、音像电子网络出版物、印刷复制、装帧设计等类别。

在历届中国出版政府奖评选中，中医药类出版物（图书、期刊）虽在所有出版物中占比较小，但也屡有斩获，惊喜不断。从首届获奖图书——周仲瑛主编的《中医内科学》（中国中医药出版社），李经纬、张志斌主编的《中医学思想史》（湖南教育出版社），到第三届马继兴著的《针灸学通史》（湖南科学技术出版社），第四届王永炎、鲁兆麟、任廷革主编的《任应秋医学全集》（中国中医药出版社），再到第五届张伯礼、李振吉主编的《中医药重大理论传承创新典藏》（中国中医药出版社），既是图书出版领

187

域的典范，也是中医药学术传承发展的高峰，为中医图书出版人和作者指引着前进的方向。

中华优秀出版物奖，是中国出版工作者协会主办的出版物奖，每2年评选一次，包括图书奖，音像、电子和游戏出版物奖，优秀出版科研论文奖3个奖项。中华优秀出版物奖提名奖则涵盖图书、音像、电子、游戏等品种。

一本书，不管在国家级出版单位出版，还是在地方类科技社问世，只要内容、编校、装帧等各方面综合质量过硬，总有机会赢得评奖专家的"青眼"。如获得第五届中华优秀出版物图书奖的《周仲瑛实用中医内科学》，凸显了中国中医药出版社作为中医药图书出版"国家队"的风采，而获得第六届中华优秀出版物图书奖的《太平圣惠方校注》（10册，河南科学技术出版社），获得第七届中华优秀出版物图书奖的《岭南中医世家传承系列.第一辑》（4册，广东科技出版社），则在传承中医药学术精华的同时，为当地出版社增光添彩。

国家图书馆文津图书奖，是由国家图书馆发起，全国图书馆界共同参与的公益性图书评奖活动，每年评选一次。文津图书将定位于社会科学和自然科学类的大众普及读物，分为文津图书奖和文津图书奖推荐图书。

随着中医药文化和科学普及类图书日益深入民心，文津图书奖的获奖名单里也有中医药类图书的身影闪现。从第二届文津图书奖图书《当中医遇上西医》（三联书店，2005年），到第十二届文津图书奖科普类推荐图书《遇见最美的本草：一位临床医生的中药札记》（中国中医药出版社，2016 年），让我们见证了中医药在西医包围中的传承与坚守。

全国优秀科普作品奖，是由中国科普作家协会设立的国内科普创作领域的最高奖，评选范围为近两年内正式出版发行的图书。

对每一位作者来说，图书获奖都是对其创作最大程度的肯定与褒扬，然而，并非所有的图书都有机会获奖。这就需要摆正心态，以积极的态度写书，以工匠精神润饰，以平常心接受评奖结果。毕竟，一本书能在申报奖项时获得出版单位的推荐，已是很大程度上的肯定，说明在综合评价中超越了该社同类绝大多数图书。所谓厚积薄发，一本图书获奖，后面往往是作者、编辑、设计、出版、发行、市场等各个环节和诸多台前幕后人员凝心聚力的结果，甚至，还要有那么一点好运气。

至于由中国图书评论学会主办的年度中国好书、新华网与中国出版传媒商报社联合主办的年度影响力好书，主要聚焦社科、文艺、科普、少儿等领域的年度畅销新书，对受众范围相对较小的中医药图书而言，竞争力明显不足。希望在不久的将来，伴随着中华传统文化的繁荣，中医药图书能得到更多读者的关注，甚至有冲击年度好书奖项的可能。